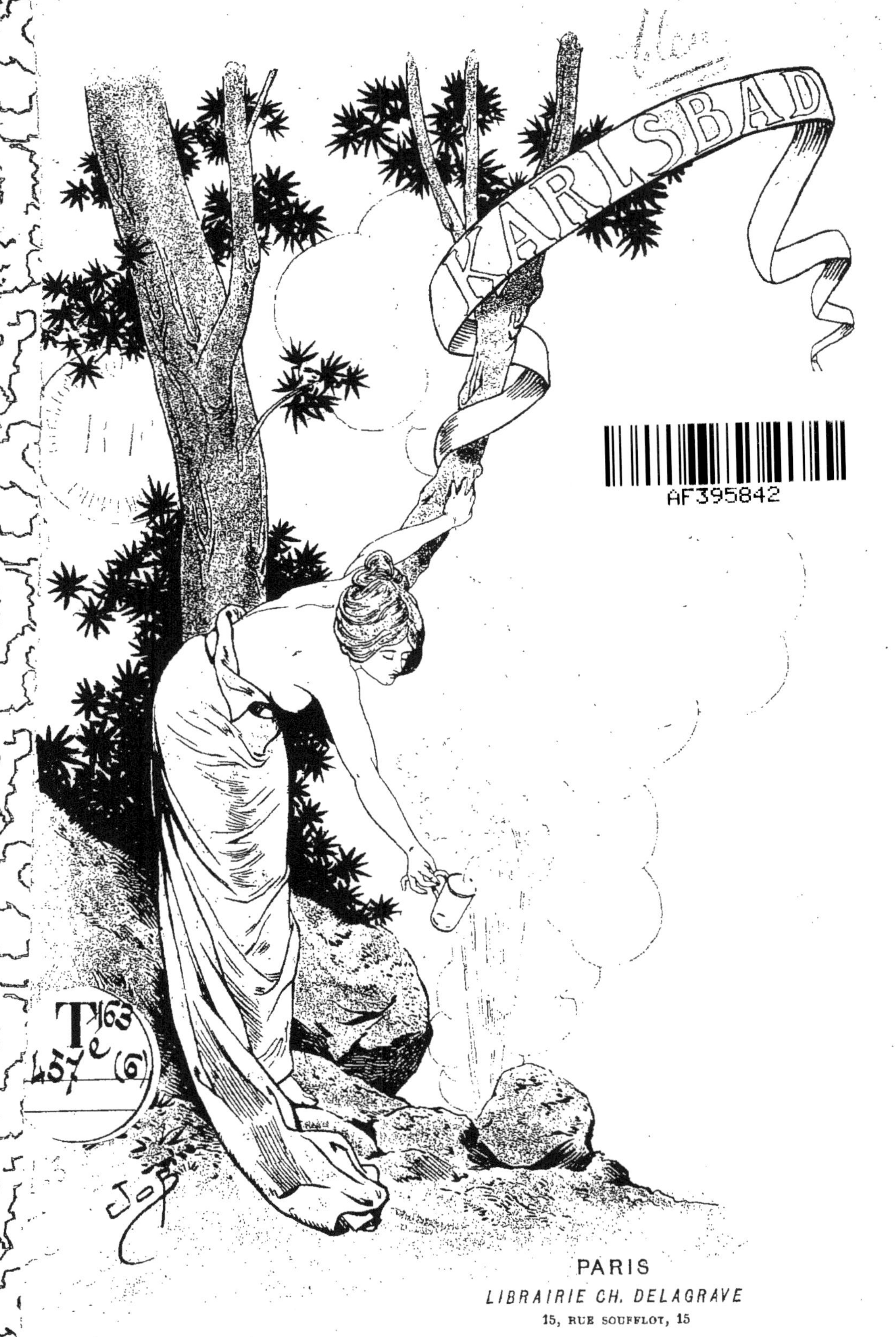

PARIS
LIBRAIRIE CH. DELAGRAVE
15, RUE SOUFFLOT, 15

Karlsbad

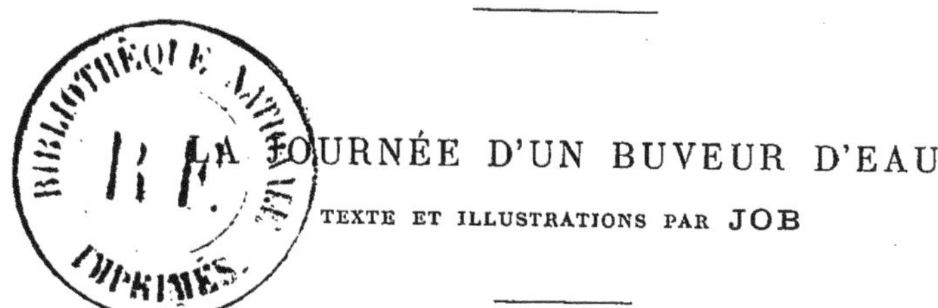

JOURNÉE D'UN BUVEUR D'EAU

TEXTE ET ILLUSTRATIONS PAR JOB

ÉTUDE MÉDICALE

par le Docteur Edgar GANS,

MÉDECIN CONSULTANT AUX EAUX DE KARLSBAD

LES PROMENADES ET LES ENVIRONS

par M. OSWALD,

CHEF DU DÉPARTEMENT DES FORÊTS DE LA MUNICIPALITÉ DE KARLSBAD

Cartes hors texte.

A MONSIEUR LE BOURGMESTRE

ET

A MM. LES MEMBRES DE LA MUNICIPALITÉ

DE KARLSBAD

CE LIVRE EST DÉDIÉ

EN REMERCIEMENT DU PRÉCIEUX CONCOURS

QU'ILS ONT PRÊTÉ

AUX AUTEURS ET A L'ÉDITEUR

POUR SA PUBLICATION

La Journée
d'un Buveur d'eau

PAN! Pan! Sechs Uhr — bitte!
Ce qui veut dire en français : pan!
pan! il est six heures, s'il vous plaît.
Le mot bitte — prononcez bitteu —
est une formule de politesse dont
fleurit inévitablement son discours
tout Allemand bien élevé : la Kellnerin
qui vous sert un sourire et un café au
lait — bitte ; — la marchande d'Obla-
ten (oublies) qui vous remet contre
quelques kreuzers le petit sac de pa-
pier rouge où est enfermée cette exquise Backwerk — bitte ; — la petite
sourcière qui vous prend votre verre vide — bitte ; — re-
bitte — quand elle vous le rend plein de l'eau fumante du
Sprudel. Jusqu'au soir, ce *bitte* escorté d'un bon sourire aimable
accompagne le buveur d'eau, et les rares noctambules, qui à
onze heures réintègrent leur hôtel, sont encore salués par lé

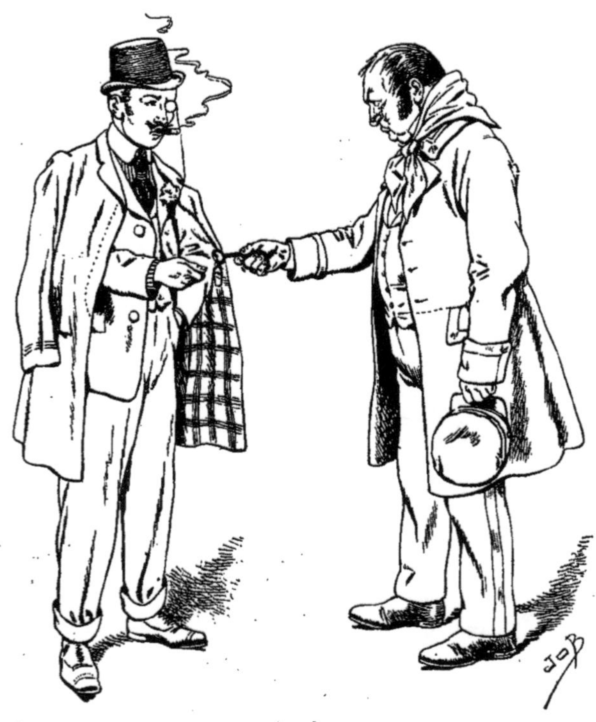

portier de nuit qui leur tend leur clef, d'un — *bitte* — plus
grave, un peu triste et paternel, celui-là, parce que onze heures
est à Karlsbad une heure indue, et que se coucher tard est
contraire à la cure.

****

A ce pan! pan! énergique et autoritaire à peine tempéré par
le susdit *bitte*, répondent soudain de lointaines harmonies, les
rues se remplissent du brouhaha d'une foule affairée..... Karlsbad s'éveille.

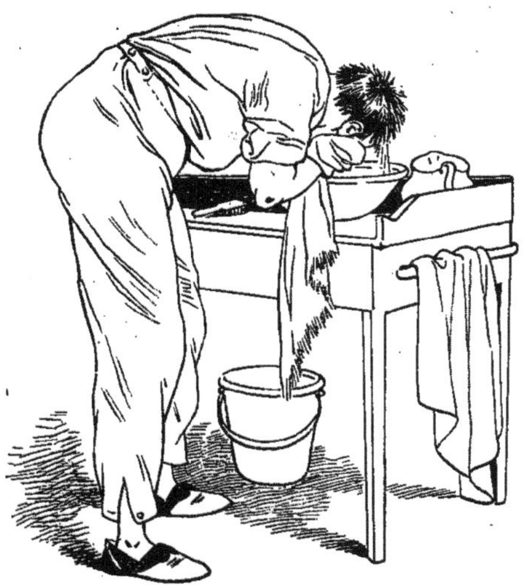

Allons, debout, Parisien dormeur!

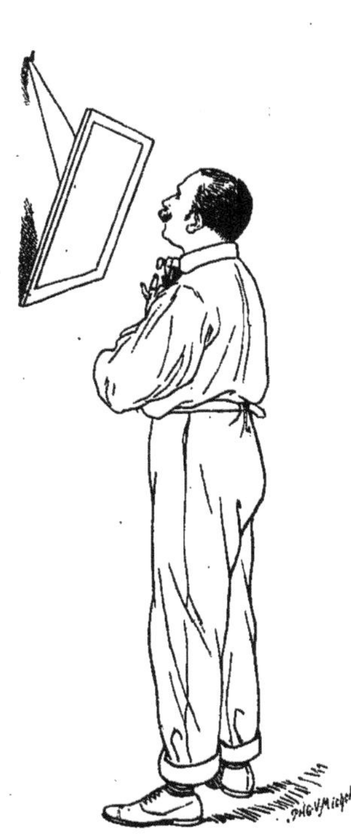

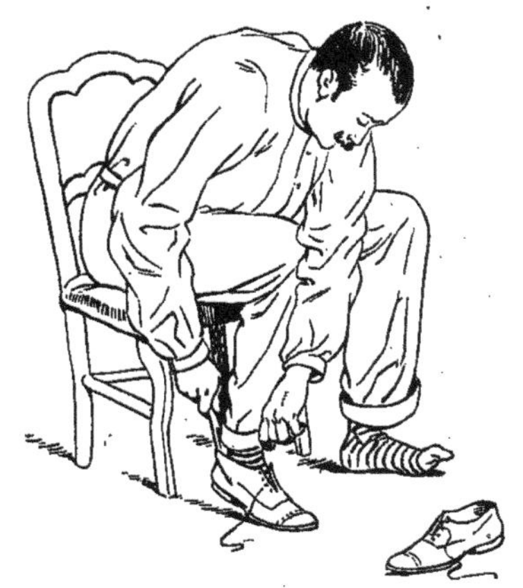

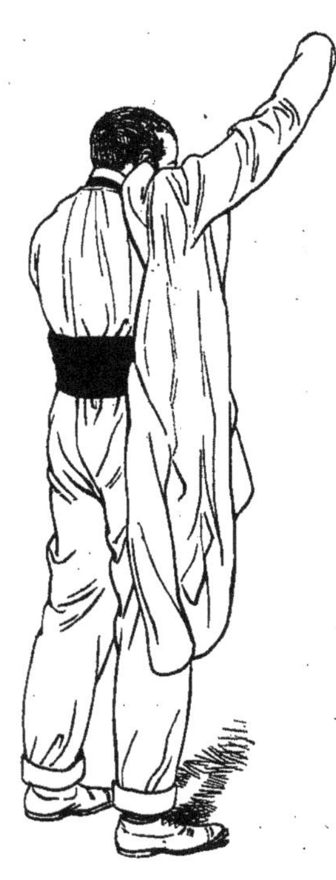

lace tes souliers de daim
blanc, enfile ton *suit*
|de flanelle crème,
ceins ton écharpe
de foulard bleu, coiffe
ton chapeau de gros
paillasson à ruban noir
(Dieu que tu es chic!)

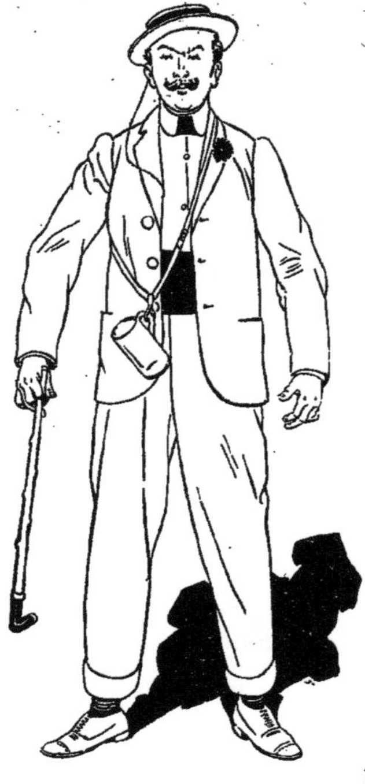

et maintenant suspends à ton côté ton verre de bohème, n'oublie pas ton verascope pour photographier les têtes couronnées ou célèbres que tu verras à la source..... et va boire!

Au Schlossbrunnen, où tu dois avaler ton premier verre, une foule compacte assiège déjà le petit temple thermal..... Une longue théorie de buveurs serpente tout le long du Schlossberg et s'étend presque jusqu'à Königsvilla. — Suis patiemment la file, Parisien, mon frère (le coupe-file est inconnu à Karlsbad) et tandis que tu piétines, observe les types curieux et nouveaux à ton œil de boulevardier qui, devant toi, le verre en main, attendent placidement leur tour.

Voici d'abord un très haut personnage, qui n'est ni un amiral ni un juge malgré la coupe de ses favoris roux..... mais bien le gouverneur de la Province, et s'il est le premier à tendre son verre à la petite donneuse d'eau, ce n'est pas en raison de sa haute dignité, mais bien parce qu'il s'est levé avant les autres.

Derrière lui, coiffé d'une casquette blanche de forme russe, un domestique solennel porte respectueusement le royal

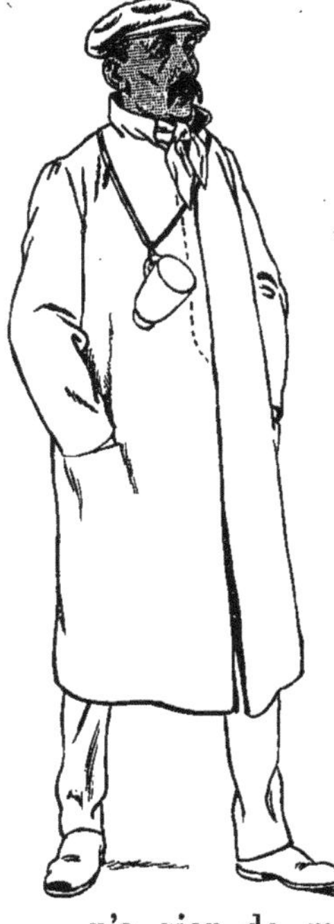

verre de son royal maître, lequel attend près de la source, suivi d'un autre domestique coiffé d'une calotte rouge de forme turque. Quel est ce sordide petit vieillard, au nez découragé, aux tempes agrémentées de tire-bouchons, comme Levassor dans *les Anglaises pour rire ?* C'est un juif de Gallicie, et si l'on fait le vide autour de lui, c'est moins par respect que par prudence..... toutes les variétés d'insectes nuisibles habitent sa houppelande..... .

Voici la jaunisse bien connue d'un Parisien célèbre, et presque immédiatement derrière lui, s'avance une ex-majesté, qui n'a rien de majestueux, et dont l'allure sans façons contraste violemment avec le profil bourbonien et imposant du souverain aux valets turco-russes....... Maintenant le Russe lui a remis respectueusement son verre fumant, il s'est placé à droite de son maître, le Turc à gauche, et son Altesse Royale boit lentement, solennellement, casquette à droite, fez à gauche, tandis que quelques gamins et de grosses dames curieuses, porteuses de cabas, le regardent avec des yeux écarquillés.

Voici ton tour enfin, Parisien mon ami ! décroche ton verre et tends-le à l'une des petites sourcières dont la tête rieuse émerge du puits..... dis-lui poliment un joli « danke schön » quand elle te rend ce verre plein de l'eau bienfaisante, puis

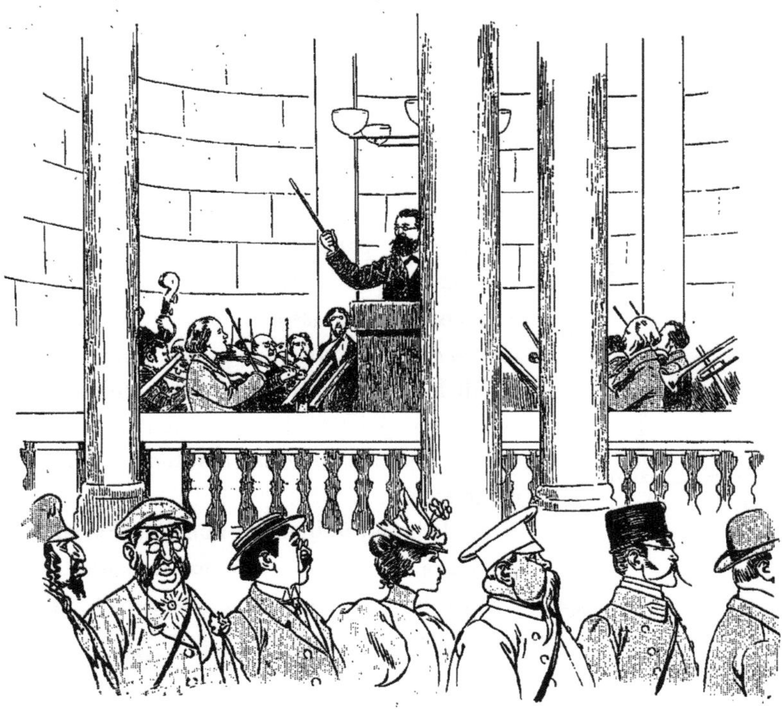

éloigne-toi discrètement et sous les arbres, dans un coin ombreux..... une, deux, trois..... c'est fait!... Je t'assure qu'on s'y habitue parfaitement et même qu'on finit par trouver cela agréable — oui monsieur!

Maintenant le docteur t'a prescrit une promenade d'un quart d'heure. Tu as le choix entre l'Alte Wiese avec ses curieuses boutiques de cristaux de Bohème, de grenats et de cuirs de Vienne, le Marktbrunnen, la Sprudel-Colonnade, où le kapellmeister Labitzky, après la romance du Vogelhändler, conduit magistralement le Pilgern-Chor ou l'Einzug zur Wartburg (il y en a pour tous les goûts), le Stadtpark, un joli jardin anglais mosaïqué de massifs aux couleurs exquises; tu peux même pousser jusqu'au petit Versailles si tes deux verres de Sprudel-Wasser ne t'inspirent pas d'inquiétudes intestines, mais j'estime qu'avec l'effet normal d'une cure salutaire, c'est un peu loin; d'ailleurs, çà et là, au flanc des

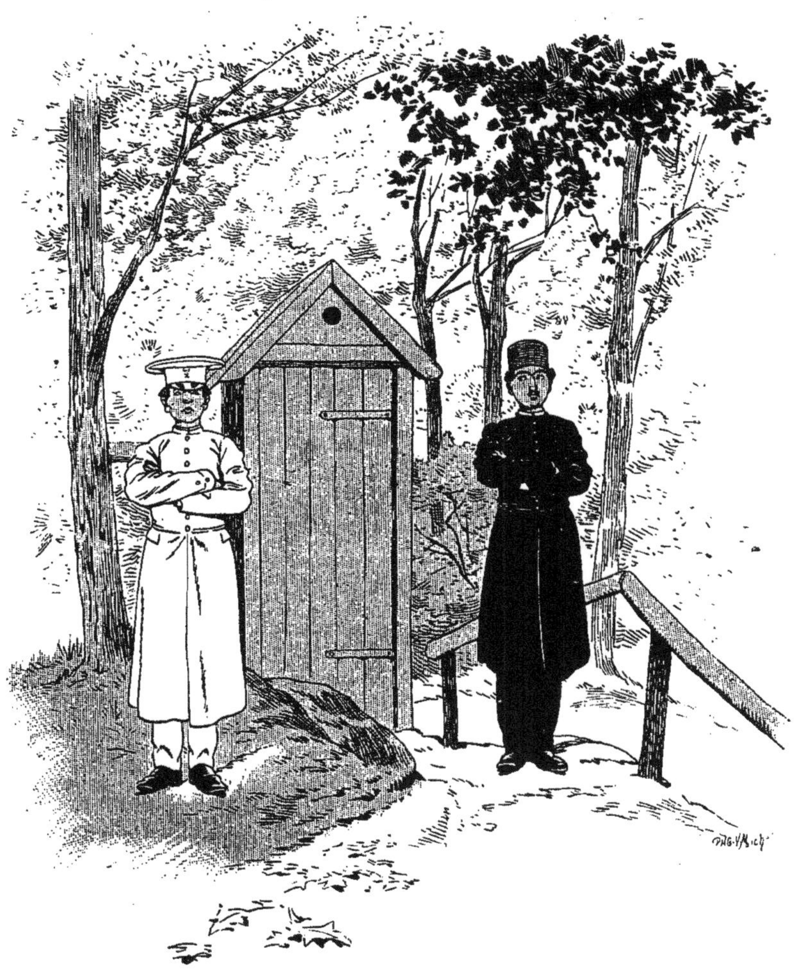

collines, parmi la sombre verdure des sapins sont semés de
petits kiosques où l'on ne vend point de gaufres, ni de souve-
nirs du pays ; ce ne sont pas non plus des guignols, ni des
balances automatiques, ni des toupies hollandaises ou des
billards anglais. Ces petits kiosques sont gratuits.....

**

Après avoir bu ton second verre au Marktbrunnen achète chez

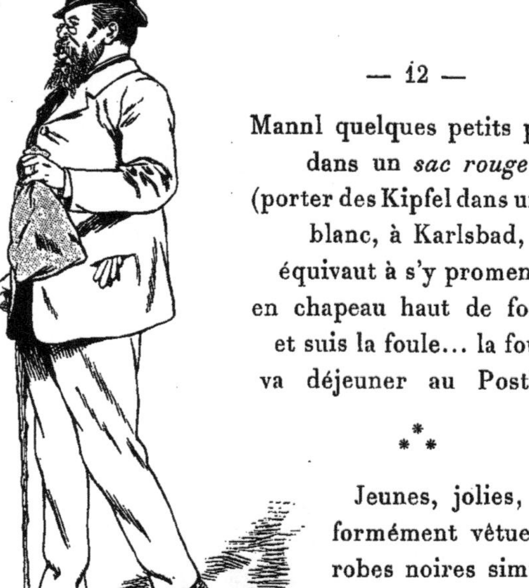

Mannl quelques petits pains
dans un *sac rouge*
(porter des Kipfel dans un sac
blanc, à Karlsbad,
équivaut à s'y promener
en chapeau haut de forme)
et suis la foule... la foule
va déjeuner au Posthof.

**

Jeunes, jolies, uni-
formément vêtues de
robes noires simples,
mais élégantes, oh
combien! vertueuses
mais coquettes un tantinet et si admirablement coiffées, fri-
sottées, ondulées, les petites bonnes du Posthof offrent au
monde entier, dont presque toutes les nations sont représentées
à Karlsbad, l'exemple rare d'une fidélité qu'ignorent les demoi-
selles de chez Duval et généralement les Hébés de brasserie
où fréquente notre jeunesse des écoles.

Si Lina, le premier jour de votre cure, vous a versé le café
au lait (recht ou verkehrt, à votre choix), c'est Lina qui chaque
matin, accorte et souriante, vous rendra le même office — Lina,
et non une autre. — C'est en vain, qu'oublieux ou volage, vous
solliciterez le service de Pepi, de Rosa et de Toni, vous appar-
tenez à Lina : elle seule sera pendant vingt-huit jours préposée
à votre premier déjeuner, et Pepi, Rosa et Toni vainement
suppliées ne répondront au Français inconstant que par un
regard chargé de reproches et d'un peu de mépris.

Votre table aussi sera toujours la même : celle que vous
avez choisie à l'ombre des grands arbres où gazouillent les
oiseaux. — Qu'il est doux, dans ce joli jardin du Posthof de
tremper des Kipfel dans une tasse de café au lait ou de cacao

tandis que papillonne la troupe rieuse et caquetante de ces jolies filles aux frisettes si blondes et aux tabliers si blancs !

Danke schön, vous a répondu avec un joli sourire Lina, en recevant votre Trinkgeld. Maintenant, en route ! La marche fait partie de la cure, et, vraiment dans ce beau pays, les promenades sont toutes charmantes. Soit que vous fassiez le tour de la vallée en visitant Pirkenhammer, soit que par le Faulenzerweg traversant la montagne vous alliez admirer le panorama de la ville au haut du Hirschensprung, soit que vous poussiez jusqu'à Fischern et au pavillon de porcelaine ou, qu'intrépide

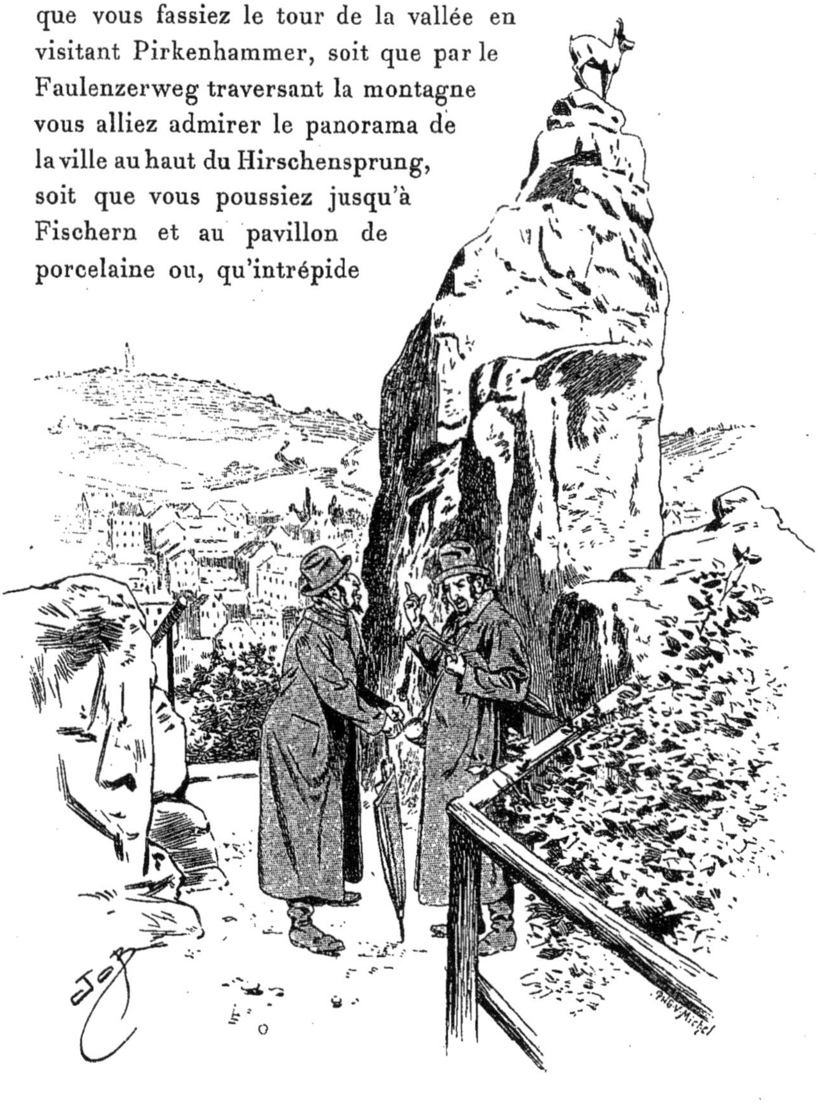

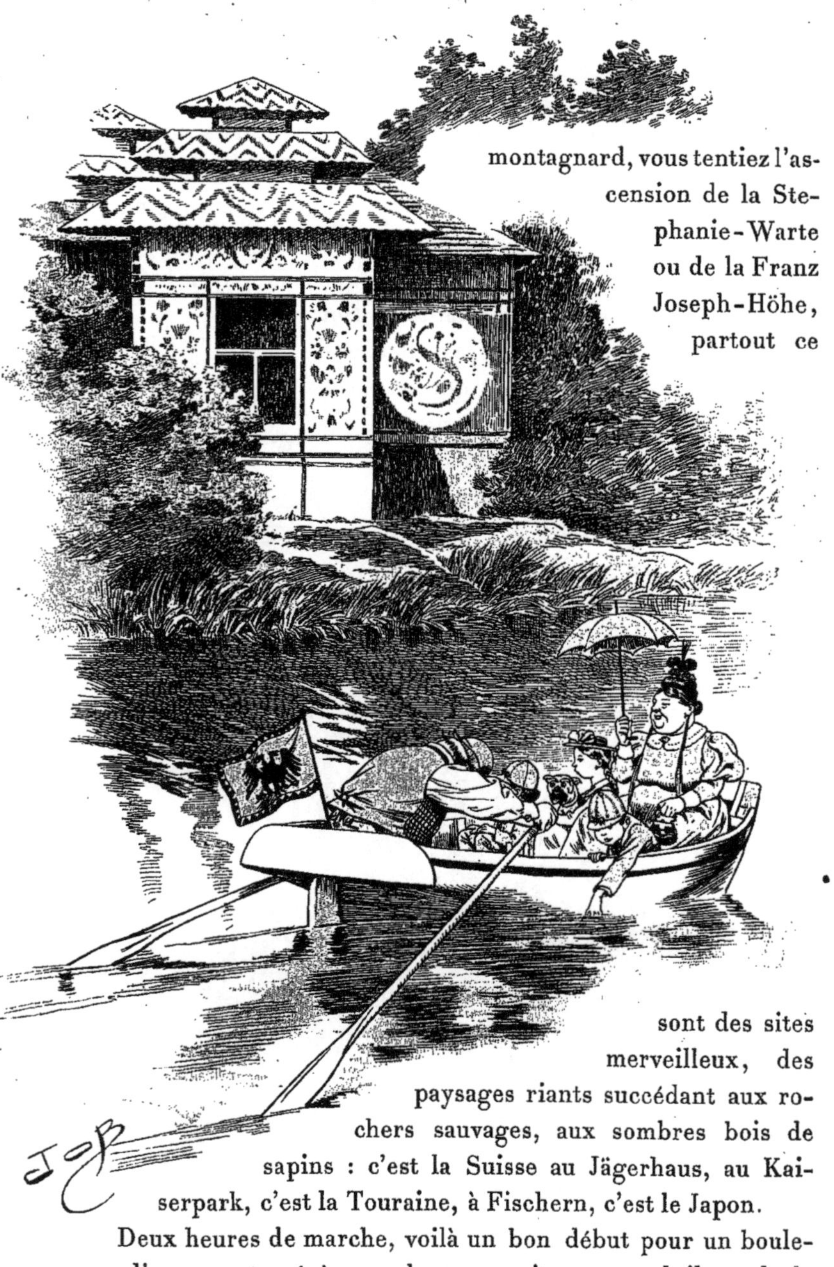

montagnard, vous tentiez l'as-
cension de la Ste-
phanie-Warte
ou de la Franz
Joseph-Höhe,
partout ce

sont des sites
merveilleux, des
paysages riants succédant aux rochers sauvages, aux sombres bois de
sapins : c'est la Suisse au Jägerhaus, au Kaiserpark, c'est la Touraine, à Fischern, c'est le Japon.
Deux heures de marche, voilà un bon début pour un boulevardier accoutumé à prendre une voiture quand il va de la
Madeleine à l'Opéra! — Plus tard, Parisien mon frère, avec

un peu d'entraînement, tu entreprendras les grandes excursions :
Krondorfer, Ellbogen, Hans Heiling, comparable aux plus
beaux sites du Tyrol, Giesshübl, la coquette station thermale, qui semble avec sa petite rivière, son petit parc, sa
petite source et ses petites villas, sortie d'une boîte de jouets
de Nuremberg. Plus tard..... car ce matin, pour avoir été à
Pirkenhammer, avoue-le, tu te sens déjà courbaturé ; mais,
sois tranquille, après le bain il n'y paraîtra plus. — Admire, en
passant, les superbes établissements d'horticulture qui bordent
la route et décore ta boutonnière d'un œillet panaché ; demain
matin tu pourras acheter là quelques fleurs que tu offriras à
Lina, sans craindre de la compromettre ou d'être compromis.
— A Karlsbad, un bouquet offert à une Kellnerin n'engage à
rien..... qu'à le renouveler tous les jours.

Midi sonne, va prendre ton bain — tu as eu soin, ce matin,
de te munir d'un ticket indiquant l'heure pendant
laquelle tu as le droit de te tremper dans l'eau du
Sprudel. — Cette heure on ne la choisit guère, et,
vu l'affluence, il serait, je crois, imprudent de
prolonger la séance au delà des limites pres-
crites ; l'administration ouvrirait la soupape,
et on courrait risque d'échouer dans sa baignoire.

Le Kaiserbad est un palais tout neuf d'une
richesse féerique et l'établissement de bains
le plus confortable qui se puisse rêver.

Ici, des salles de lecture, de coiffure,
de gymnastique, de vastes corridors
où s'ouvrent les portes des cabines, que dis-je, des salons
renfermant chacun
une baignoire de
marbre et un sys-
tème complet

d'hydrothérapie. Voici plus loin ces fameux bains de boue qui ont inspiré tant de caricatures et qu'on ordonne aux rhumatisants. — Mais, Dieu merci, ton foie seul est atteint, ô mon frère de Paris, et le bain de Sprudel-Wasser suivi d'une douche termine, pour aujourd'hui, ta cure. — Frais et dispos, tu peux, en sortant du Kaiserbad, te faire peser à l'une des petites baraques *ad hoc* qui bordent l'allée Pupp, tu verras avec satisfaction, au bout de huit jours de traitement, que tu t'es allégé de quelques kilos, si tu es venu à Karlsbad pour maigrir, tu verras au contraire que tu t'arrondis à vue d'œil, si tu y es venu pour engraisser.

* *

L'un des charmes de Karlsbad, et ce n'est pas le moins appréciable, c'est qu'on n'y connaît pas le prix de pension, et partant l'obligation de manger matin et soir à la même table, de subir les escalopes du mardi et le poulet rôti du samedi, le vol-au-vent du jeudi et les œufs à la neige du dimanche, auxquels le chef a joint, parce que c'est fête, des petites tartes desséchées au beurre rance. — A Karlsbad on mange où l'on veut, et l'on mange bien partout. — Les gens très chics ont leur table retenue dans les splendides salles à manger de Pupp, ou au Goldener Schild; les gourmets déjeunent chez Weisshaupt où fréquente plus d'une tête couronnée, et dont les mutton shops ont une européenne réputation; les

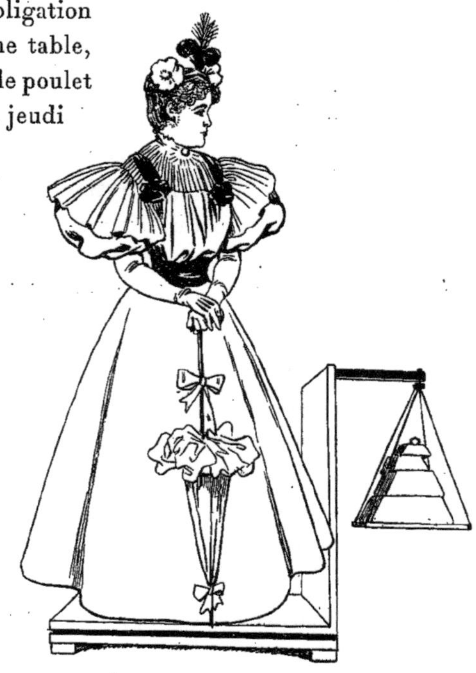

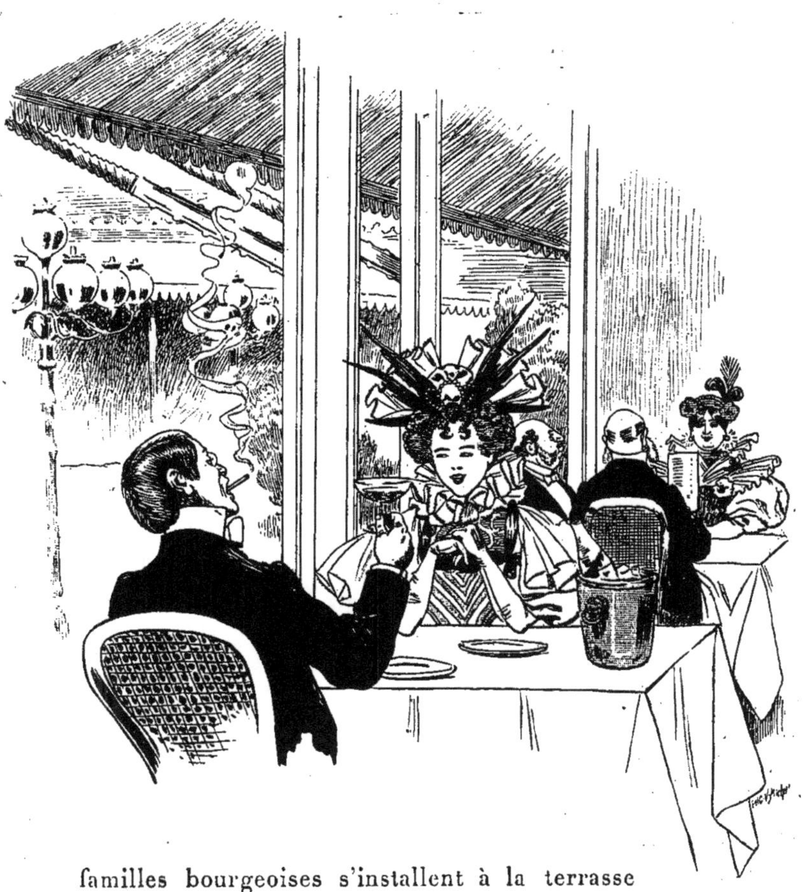

familles bourgeoises s'installent à la terrasse
du Kurhaus, où elles peuvent chaque soir dîner
en musique, et en musique excellente. — Mais il est incontestable que le restaurant chic de Karlsbad, c'est Pupp ;
que la promenade chic de Karlsbad, c'est l'allée Pupp ;
et je sais tel baigneur très select qui n'a jamais dépassé
au nord le monument de Goethe, au sud, le coin de l'Alte
Wiese, bornant sa cure à exhiber toutes les heures une
chaussure inédite, une casquette, une cravate ou un veston
nouveaux.

Après le déjeuner, ou plutôt le dîner, car le second repas a

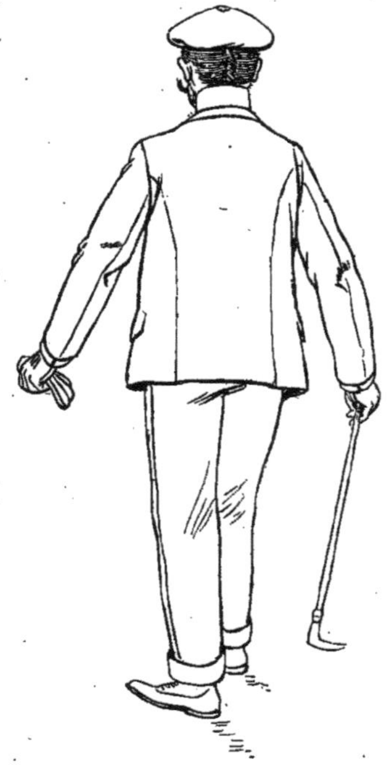

lieu à deux heures, je te conseille vivement d'aller t'étendre sur ta chaise longue (toutes les chambres à Karlsbad sont ornées d'une chaise longue); là dans un demi-sommeil, tu feras béatement ta digestion en suivant d'un œil mi-clos la fumée bleue de ta cigarette. — A quatre heures, brin de toilette : souliers vernis, veston foncé, gilet blanc, pantalon de fantaisie; promenade le long de l'Alte Wiese, flânerie devant les petites boutiques qui bordent le torrent, halte au café *Sans-Souci* où chantent des Tyroliens, et au concert du Posthof où c'est jour de musique classique. — Le samedi et le dimanche ne manque pas d'assister aux excellents concerts militaires que donne, aux allées Pupp, la *chapelle* d'un régiment autrichien venu tout exprès de Pilsen. Tu prendras part aussi

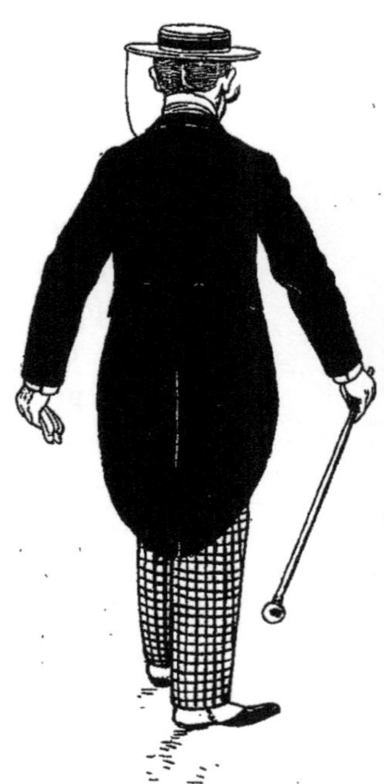

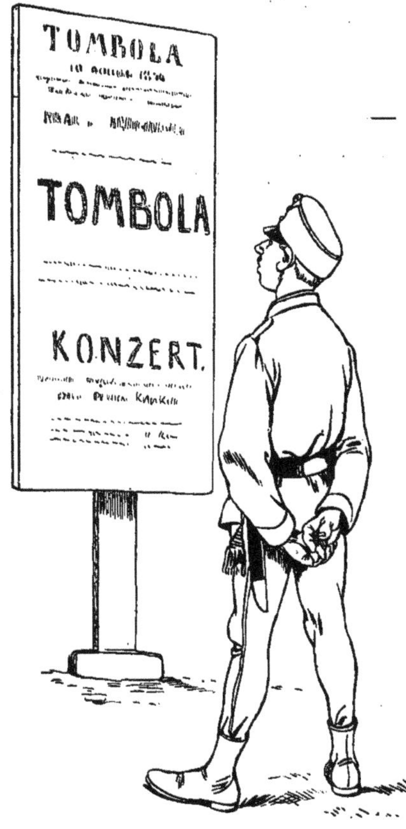

aux loteries qui se tirent parfois en ces mêmes allées ou au
Stadtpark, et tu pourras tout
comme un autre, pourvu que
le sort te favorise, gagner un
jambon, un vide-poche brodé
de perles, voire même une
jolie paire de cache-pots,
objet d'admiration et d'envie.

**

A Karlsbad, comme dans
toute l'Allemagne d'ailleurs, le
théâtre commence à six heures
et finit
à huit
heures
et
demie,
au plus tard à neuf heures moins le quart.
Cette coutume étonne d'abord, mais l'im-
pression étrange que l'on éprouve à entrer
au spectacle en plein jour et à assister pendant les premiers entr'actes au coucher du
soleil s'efface bien vite ; cela ne vaut-il pas
mieux, en effet, que de dîner en toute
hâte, et de se précipiter au théâtre en
emportant son dessert dans sa poche,
ou, pour avoir siroté son café, de man-
quer un acte et demi, comme nous
sommes accoutumé de faire à Paris ?

A Karlsbad, on soupe après le spectacle, tranquillement et légèrement :

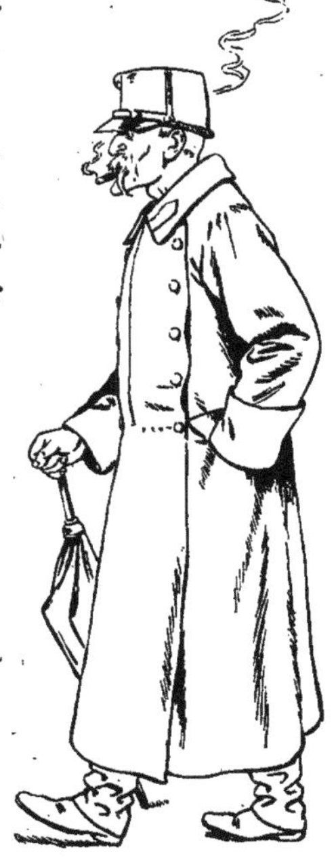

deux œufs au jus; une tasse de bouillon, un Aufschnitt
(assiette assortie de viandes froides), et une compote (la
compote fait partie de la cure), le tout arrosé d'une topette
de vin blanc et d'une bouteille d'eau de Giesshübl ou de
Bilin.

Le théâtre de la ville, outre qu'il est d'une architecture
exquise au dehors, renferme une salle blanc et or, d'un rococo
charmant, où se jouent les opérettes les plus célèbres de
Suppé, de Strauss, de Millöcker, de Zeller, etc..., et même des

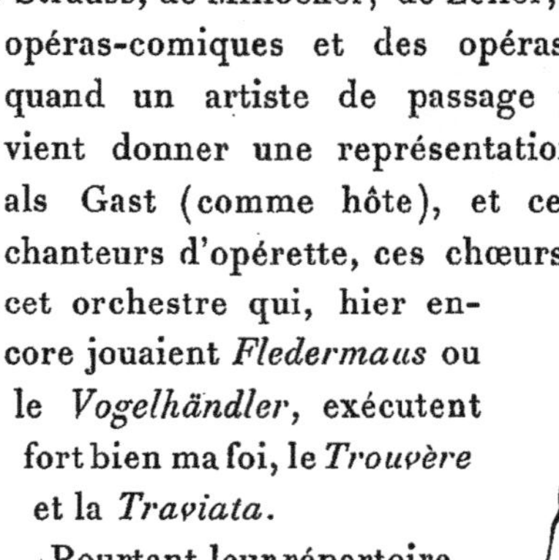

opéras-comiques et des opéras,
quand un artiste de passage y
vient donner une représentation
als Gast (comme hôte), et ces
chanteurs d'opérette, ces chœurs,
cet orchestre qui, hier encore jouaient *Fledermaus* ou
le *Vogelhändler*, exécutent
fort bien ma foi, le *Trouvère*
et la *Traviata*.

Pourtant leur répertoire
ordinaire est l'opérette
et ils y mettent un en-
train, une gaîté in-
croyables. La partie
musicale est traitée de
façon à satisfaire les plus
délicats, et je sais là-bas
telle chanteuse d'opérette
qui ne serait certes pas
déplacée à notre Opéra-
Comique. Je doute même
que l'on puisse jamais,
place du Châtelet, chanter comme je
l'ai entendu faire sur cette petite scène

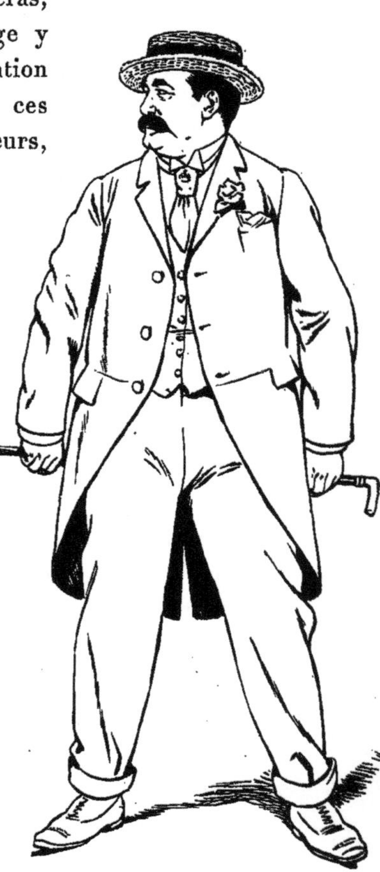

de ville d'eaux, *Cavalleria Rusticana, les Paillasses*, de Léon
Cavallo, et surtout cet adorable conte d'enfants *Hänsel et
Gretel*, de Humperdinck, qui est certainement l'une des par-
titions les plus difficiles à exécuter que je sache.

Au théâtre de Karlsbad, on n'est jamais exposé à se voir
masquer la moitié de la scène par un de ces monuments sur-
chargés de plumes, de rubans, ou de fleurs selon la saison,
que les femmes portent sur la tête et que l'on continue à appeler chapeaux — fût-ce une rose, un nœud de rubans ou un de
ces disgracieux petits pouffs en dentelles qu'affectionnent les
Anglaises, toute espèce de coiffure féminine doit être laissée au
vestiaire, et ce n'est pas un spectacle ordinaire, que de voir

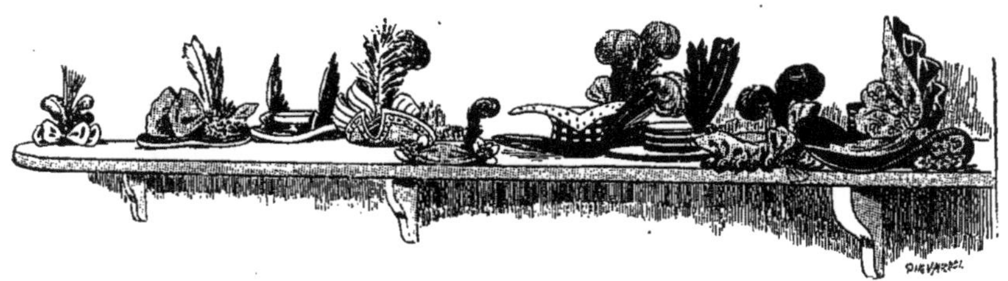

ces longues planches où sont rangées des files de chapeaux de
toutes formes et de toutes nuances, et où parmi les horreurs
surannées, ridicules produits du goût d'outre-Rhin ou d'outre-
Manche apparaît parfois, coquette de forme, harmonieuse de
ton, une jolie capote signée Carlier et dont l'élégance four-
voyée en si vulgaire et criarde compagnie semble souffrir
d'un tel voisinage.

*
* *

Il est dix heures — Karlsbad dort — va te coucher, Parisien
mon frère ; ton premier jour de cure est passé, demain sera
semblable à aujourd'hui, et tu verras quel charme a cette vie
régulière, quel bien-être, quel calme pendant ces vingt-huit

jours de repos, de vertu..... car tu vois chaque matin se lever l'aurore ; tu goûteras à Karlsbad la volupté de se coucher tôt, avec le bon sommeil que donnent les promenades au grand air et les digestions faciles, tu sentiras l'horreur des nuits blanches et des tapis verts. Ta seule préoccupation sera le nombre de kilos perdus ou gagnés, et tu feras de jolis rêves dorés..... allons, Parisien, mon vieux frère..... bonne cure et bonne nuit — bitte —

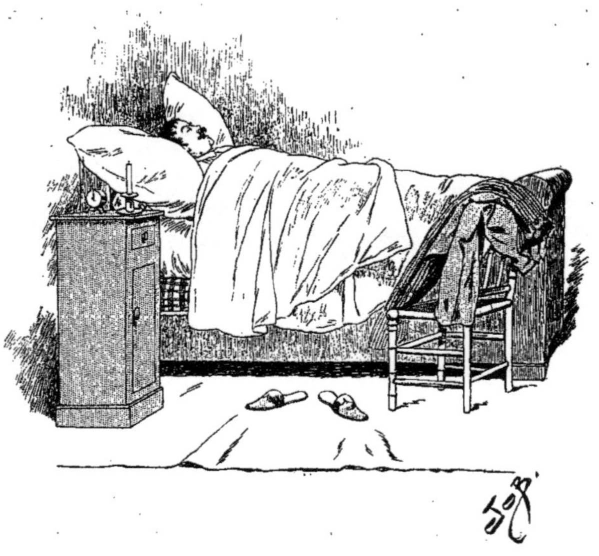

Mon ami, M. Charles Delagrave, désireux de publier
sur Karlsbad, dont les eaux sont trop peu connues des
Français, un guide pratique, me pria de bien vouloir
traiter la partie médicale. J'acceptai d'autant plus
volontiers que c'était servir la cause de Karlsbad en
même temps qu'être utile aux Français qui, plus nombreux chaque année, viennent y passer la saison.

Mettant donc à profit mon expérience personnelle,
j'ai voulu renseigner mes Lecteurs sur l'efficacité de
ces eaux et leur donner en outre, sur le traitement
habituellement suivi à Karlsbad, tous les détails
susceptibles de les intéresser. Heureux si ces quelques
pages atteignent le double but que je me suis proposé.

Dr Edgar GANS.

Histoire médicale

Karlsbad est connu comme station balnéaire depuis 1325, quoique la cure n'y fût pas alors pratiquée comme aujourd'hui; en effet, pendant les deux cents premières années de son existence, l'eau des sources était employée exclusivement en bains. Ce n'est qu'au début du xvie siècle que les médecins ont commencé à prescrire l'eau en boisson, d'abord en très petite quantité, et plus tard à des doses si massives qu'il n'est pas douteux, en raison de nos connaissances actuelles sur l'action physiologique de cette eau, que la cure dût être plus nuisible qu'utile à un grand nombre de malades. Vers la fin du dernier siècle seulement, les médecins de Karlsbad ont inauguré la cure à peu près telle qu'elle se pratique aujourd'hui; quoi qu'il en soit, ce n'est que très graduellement qu'on est arrivé aux doses modérées en usage actuellement; je me rappelle qu'étant étudiant j'ai vu un praticien très connu absorber chaque matin trois litres et demi d'eau minérale dans l'espace d'une heure et demie.

La réputation universelle dont jouissent les eaux de Karlsbad remonte donc à plusieurs siècles avant qu'il ait été question d'une analyse chimique. Cependant il n'est guère possible de parler de la cure de Karlsbad, dans le sens moderne du mot, avant le jour où la chimie a permis de se faire une idée de la composition des sources, ce qui nous ramène à un siècle environ en arrière. Dans ce laps de cent ans la cure de Karlsbad, grâce à la chimie, est devenue un des moyens thérapeutiques les plus puissants pour le traitement des maladies chroniques.

LES SOURCES DE KARLSBAD

Karlsbad possède actuellement seize sources thermales, dont la température, à leur émergence, varie de 27 à 72 degrés centigrades, et qui renferment toutes les mêmes éléments chimiques, comme le prouvent les analyses qui en ont été faites depuis cent ans.

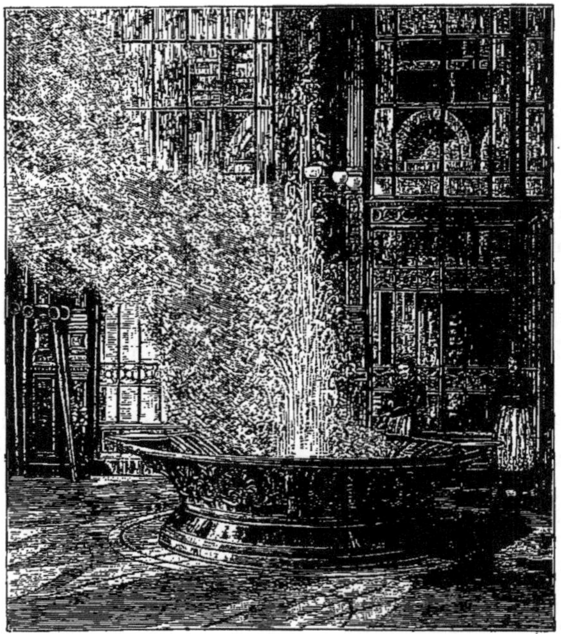

SPRUDEL

Les principes qui dominent dans les sources de Karlsbad sont le carbonate de soude, le chlorure de sodium et le sulfate de soude associés à une proportion notable d'acide carbonique. Ce sont donc des eaux alcalino-salines ou sulfatées-alcalines.

Pour les lecteurs qui désireraient connaître plus exactement la composition des eaux, nous reproduirons ici l'analyse la plus récente de neuf des sources, exécutée en 1879, par le professeur E. Ludwig, de Vienne :

10.000 grammes d'eau contiennent en grammes	Sprudel	Markt-Brunnen	Schloss-Brunnen	Mühl-Brunnen	Neu-Brunnen	Theresien-Brunnen	Elisabeth-Quelle	Felsen-Quelle	Kaiser-Brunnen
Carbonate de fer	0.030	0.006	0.001	0.028	0.026	0.017	0.026	0.026	0.029
— de manganèse .	0.002	0.902	TRACES			0.022	0.002	0.002	0.002
— de magnésie. . .	1.665	1.634	1.615	1.613	1.592	1.577	1.642	1.615	1.602
— de chaux. . . .	3.214	3.850	3.337	3.266	3.287	3.277	3.273	3.293	3.173
— de strontiane .	0.004	0.004	0.004	0.004	0.004	0.003	0.004	0.003	0.004
— de lithine . . .	0.123	0.123	0.136	0.118	0.113	0.113	0.121	0.110	0.121
— de soude. . . .	12.980	12.705	12.279	12.790	12.910	12.624	12.799	12.836	12.674
Sulfate de potasse.	1.862	1.814	1.980	1.888	1.893	1.905	1.840	1.803	1.796
— de soude.	24.053	23.860	23.158	23.911	23.654	23.774	23.769	23.785	23.411
Chlorure de sodium. . . .	10.418	10.304	10.047	10.288	10.309	10.278	10.314	10.314	10.103
Fluorure de sodium. . . .	0.051	0.051	0.046	0.046	0.046	0.046	0.057	0.060	0.053
Borate de soude.	0.040	0.040	0.039	0.029	0.036	0.036	0.030	0.036	0.056
Phosphate de chaux. . . .	0.007	0.007	0.004	0.009	0.004	0.009	0.007	0.007	0.007
Alumine	0.004	0.007	0.007	0.005	0.006	0.005	0.006	0.003	0.005
Silice.	0.715	0.712	0.703	0.735	0.709	0.718	0.724	0.707	0.729
Acide carbonique combiné	7.761	7.681	7.493	7.672	7.627	7.584	7.697	7.704	7.581
— — libre . .	1.898	5.557	5.822	5.169	4.872	5.100	6.085	4.653	5.641
Caesium rubidium.									
Brome, iode, arsenic . . .									
Antimoine				TRACES					
Zinc, thallium.									
Sélénium, acide formique.									
Poids spécifique.	1.0053	1.00537	1.00522	1.00532	1.00534	1.00537	1.00539	1.0054	1.00537

Les températures des sources de Karlsbad, prises isolément, ne sont pas constantes, notamment lorsqu'on les observe à de longs intervalles. Voici les résultats obtenus à dix années de distance.

	1885	1895	Différence
Kaiser Karl Quelle.	41°7 C	33°6 C	— 8°1 C
Marktbrunnen	43,1 »	40,6 »	— 2,5 »
Schlossbrunnen.	52,2 »	47,6 »	— 4,6 »
Theresienbrunnen	58,9 »	57,0 »	— 1,9 »
Mühlbrunnen.	50,0 »	48,3 »	— 1,7 »
Neubrunnen.	59,1 »	58,3 »	— 0,8 »
Bernhardsbrunnen	64,0 »	58,8 »	— 5,2 »
Elisabethquelle.	44,0 »	38,5 »	— 5,5 »
Felsenquelle	58,7 »	62,2 »	+ 3,5 »
Kaiserbrunnen	48,9 »	48,0 »	— 0,9 »
Sprudel.	72,7 »	72,9 »	+ 0,2 »

Ce tableau nous montre que les sources, prises isolément, peuvent, il est vrai, présenter des oscillations qui en dix ans atteignent jusqu'à 8 degrés centigrades, mais que la température des eaux minérales de Karlsbad, dans leur ensemble, reste absolument constante, ce qui est très important au point de vue pratique, car il en résulte, pour nous, la possibilité d'avoir toujours à notre disposition des eaux dont le degré de température répond à des indications précises.

Les eaux de Karlsbad se prennent aujourd'hui soit en boisson, soit en bains.

PRODUITS EXTRAITS DES EAUX DE KARLSBAD

Les eaux minérales de Karlsbad fournissent une série de produits tels que : sel naturel du Sprudel cristallisé et pulvérulent, pastilles de Sprudel, lessive alcaline de Sprudel, sel alcalin de Sprudel, enfin savon du Sprudel.

Le sel naturel du Sprudel de Carlsbad (Sprudelsalz) cristallisé

renferme d'après Ragsky p$^{0}/_{0}$:

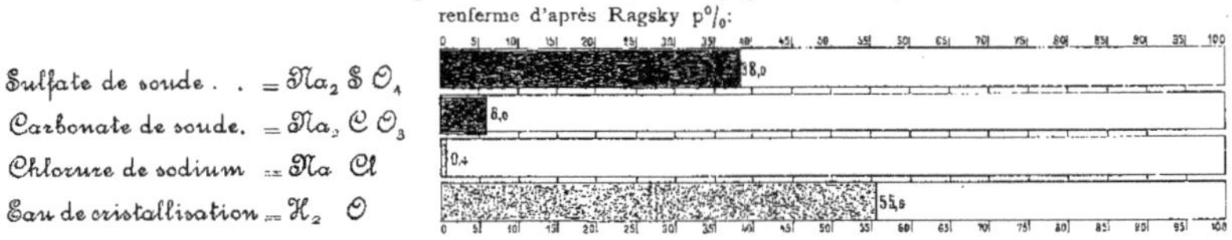

Le sel naturel du Sprudel de Carlsbad (Sprudelsalz) pulvérulent

renferme d'après E. Ludwig p$^{0}/_{0}$:

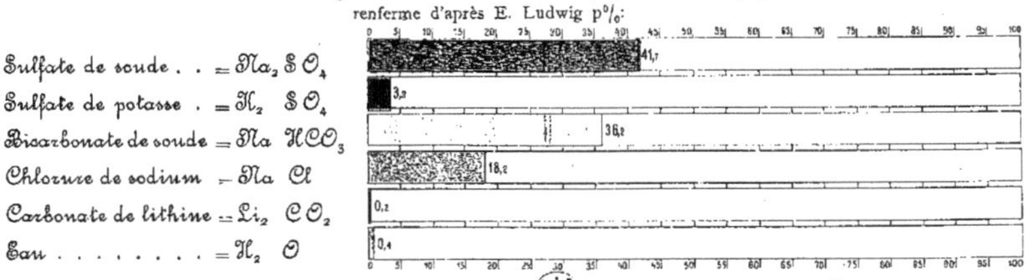

1º Le sel de Sprudel cristallisé, qui s'obtient par l'évaporation de l'eau de Sprudel, est essentiellement composé de sulfate de soude et présente en conséquence des propriétés laxatives. On le prescrit à la dose de 5 à 10 grammes dissous soit dans de l'eau de Karlsbad, soit dans de l'eau chaude ordinaire (100 à 200 grammes); il produit les meilleurs effets chez un grand nombre de malades. Il y aurait cependant inconvénient à en faire un usage régulier prolongé.

2º Le sel du Sprudel pulvérulent, qu'on tire également de l'eau du Sprudel par un procédé assez compliqué, renferme tous les éléments essentiels de l'eau minérale de Karlsbad. Dans les cas où pour une raison donnée cette eau ne peut être prise en nature, le sel du Sprudel pulvérulent sert à la remplacer; on fait dissoudre dans ce but environ 5 grammes de sel dans 200 grammes d'eau chaude. A forte dose, il devient purgatif.

Comme le sel du Sprudel pulvérulent est bien plus agréable à prendre que le sel cristallisé, et possède, grâce à sa composition chimique, une valeur thérapeutique très supérieure, on conseille toujours l'usage exclusif du sel pulvérulent.

Un tableau établi par le Dr Sipöcz, chimiste accrédité de la ville de Karlsbad, fait nettement ressortir les différences entre les deux variétés du sel du Sprudel.

3º Les pastilles du Sprudel, qui représentent un mélange de sel pulvérulent et de sucre, sont pour leur emploi et leurs effets le pendant des pastilles de Vichy, on s'en sert dans le cas d'hyperacidité de l'estomac, notamment dans le pyrosis.

4º La lessive alcaline du Sprudel et le sel alcalin du Sprudel sont mélangés aux bains du Sprudel ou servent à préparer des bains artificiels du Sprudel. Ces produits ne répondent à aucune autre indication médicale.

5º Le savon du Sprudel est excellent, mais sans valeur médicale spécifique.

LE CLIMAT DE KARLSBAD ET LA SAISON

D'une manière générale, le climat estival de Karlsbad est celui de l'Europe centrale, mais avec tous les écarts propres aux régions montagneuses, notamment en ce qui concerne la fréquence des pluies, et avec cette circonstance particulière que, Karlsbad étant situé dans une vallée ouverte au nord, les changements de température sont souvent très brusques. Il y a donc lieu de recommander formellement aux malades qui se rendent à Karlsbad de se munir de vêtements chauds, car même au mois de juin et de juillet il peut survenir accidentellement des journées très froides, de même que par une température très chaude les matinées et les soirées peuvent être d'une fraîcheur très accentuée.

La cure de Karlsbad est d'ailleurs possible pendant toute l'année, mais la saison officielle ne s'étend que du 1er mai au 30 septembre. C'est en effet la période la plus agréable, au point de vue météorologique; mais des malades qui ne sont pas très sensibles aux variations de température peuvent faire la cure en avril et en octobre. En revanche, les mois de novembre, décembre, janvier, février et mars sont si désagréables qu'on ne peut guère conseiller le voyage dans cette saison aux malades, et notamment à des Français.

C'est un préjugé très répandu de croire que le climat de Karlsbad est préjudiciable aux enfants. Abstraction faite des précautions que l'on doit prendre pour eux dans tout pays de montagne, lorsqu'ils n'y sont pas habitués, le climat de Karlsbad ne présente aucun danger pour les enfants; au contraire, ils se trouvent fort bien du séjour à Karlsbad, pourvu qu'ils habitent un logement convenable.

CONDITIONS ACCESSOIRES DE LA CURE

Pour toute cure entreprise dans une station quelconque, il faut tenir compte, en outre des moyens thérapeutiques spé-

ciaux qui y sont en usage, de tous les facteurs généraux qui
exercent une influence utile, quoique le plus souvent d'une
manière négative, sur le baigneur; il est soustrait à ses travaux
professionnels et à toutes les petites contrariétés quotidiennes,
il ne respire plus l'air de la ville, il échappe aux mille influences
anti-hygiéniques de la vie moderne, tels que de manger et de
boire à des heures irrégulières, avec trop de précipitation,
avec imprudence et excès; de ne pas prendre assez d'exercices;
de se coucher et de se lever à des heures anormales, etc. Plus
on prend donc de précautions, dans une station balnéaire,
pour que le malade, en même temps qu'il est soumis aux agents
thérapeutiques spéciaux à la localité, trouve un logement aéré
et confortable pourvu d'une bonne canalisation, une nourriture saine et conforme aux règles diététiques, des promenades
adaptées au besoin d'exercice de chacun, dans un air pur et
bienfaisant, enfin la possibilité de vivre selon ses besoins per-
sonnels, plus sûrement on peut garantir le succès de la cure;
nous ajouterons que, dans le monde entier, toutes les conditions que nous venons d'énumérer ne sont nulle part aussi parfaitement réalisées qu'à Karlsbad.

LE RÉGIME DE KARLSBAD

Tandis que, durant les premiers siècles, il n'y avait à
Karlsbad aucune prescription diététique, on en vint ensuite
progressivement à réduire de plus en plus, qualitativement et
quantitativement, l'alimentation des malades, et les règles
ainsi établies graduellement furent appliquées sans distinction
à tous. Il y avait erreur dans les deux sens; car d'abord bien
des maladies exigent des régimes entièrement différents, et
l'on peut en dire autant des malades pris individuellement.
Le *diabétique* a besoin d'un autre régime alimentaire que le
gastralgique, et le diabétique *très débilité* d'une autre alimentation que le diabétique *vigoureux*. Comme conséquence natu-

relle de cette application uniforme du « régime de Karlsbad » à tous les malades, ceux qui étaient déjà faibles se trouvèrent encore plus affaiblis et même jusqu'à un certain degré inanitiés, et d'autres reçurent une alimentation qui ne convenait absolument pas à leur état.

Cependant c'est à juste titre que le régime dit de Karlsbad s'est acquis en quelque sorte une réputation universelle dans la médecine pratique. Il est certain, en effet, qu'une grande partie, peut-être même la plus grande partie des malades qui fréquentent Karlsbad se trouvent admirablement des prescriptions sur le manger et le boire, telles qu'elles se sont développées successivement; en sorte que la diététique moderne, basée sur l'expérience scientifique, ne saurait ni les modifier ni les améliorer. La science a été ici, comme dans beaucoup d'autres cas, précédée par l'expérience empirique.

On peut donc dire que le « régime de Karlsbad », avec les restrictions que nous venons de passer en revue, a toujours encore son entière valeur; si toutefois on ne l'emploie plus sous sa forme rigoureuse, ancienne, c'est qu'il est devenu nécessaire de faire des concessions aux conditions de vie de la société moderne. Il faut bien reconnaître d'ailleurs que le *malade* de la fin du xixe siècle n'est pas le même que celui de la fin du xviiie.

Que le lecteur ne s'attende pas à trouver ici l'indication de tous les régimes spéciaux auxquels j'ai fait allusion plus haut; je n'exposerai pas le régime qui convient en particulier au diabète, aux maladies du foie, aux maladies de l'estomac, à celles de l'intestin, à la goutte, etc.; ce serait le meilleur moyen d'induire en erreur ceux qui croiraient trouver là une indication utile et par suite, de leur nuire. — Le « régime spécial » qui convient à chaque baigneur ne peut et ne doit être déterminé que par des principes individuels, d'autant plus que ce régime, tout spécial qu'il est, comporte des modifications.

— Je dois donc me borner à présenter au lecteur un simple aperçu général du « régime de Karlsbad », tel que je l'ai déjà exposé dans un petit article publié dans la *Gazette médicale de Paris* du 7 mai 1887 ; le voici textuellement :

1° Aliments complètement défendus comme difficiles à digérer : aliments gras, comme beurre, graisse de porc, sauces grasses, lard, graisse de jambon, ainsi que la viande et le poisson gras, homard avec ou sans mayonnaise, saumon, anguille fumée, saucisson, fromage, pâté de foie gras, rôti de porc et d'oie, langue de bœuf froide, épices fortes, comme poivre et paprica, oignons, ail, cannelle, vanille. Les acides, en particulier, le vinaigre, et par conséquent toute salade acide, comme celle de concombre et de pommes de terre, doivent être évités. Il faut y ajouter : l'huile à manger, les aliments flatueux, comme les fruits cossus, les choux, le pain noir, les farinages, les vins forts, les liqueurs, le punch, le grog et le champagne, les fruits crus et la glace.

2° Il est permis de manger en petite quantité des pommes de terre, de préférence en purée, des pâtisseries maigres, des légumes sucrés et du sucre.

3° L'alimentation usuelle se compose de viande de bœuf, d'agneau, de veau, gibier, volaille (excepté l'oie), jambon maigre rôti ou grillé. La viande de pot-au-feu n'est permise qu'aux malades âgés, n'ayant plus de dents et qui sont habitués à la manger. Le bouillon de viande doit être rayé de la carte d'un tiers des malades de Karlsbad ; en tout cas, il ne doit être permis que débarrassé de toute sa graisse. Font encore partie de l'alimentation appropriée, la truite, le brochet, la sole, les huîtres, les harengs bien désalés, les légumes verts, la compote, en particulier l'américaine, qui est moins sucrée. Les œufs sont souvent mal supportés ; dans certains cas il est préférable de les manger durs. Jambon, roastbeef, veau et poulet froids. Pain blanc et biscuits, café au lait, café noir, thé, cacao. Vins rouges (bordeaux, Voeslauer), vin de la Moselle,

Haut Sauterne, bière de Pilsen, eaux minérales carbonatées, en particulier « Giesshübler ».

D'après ce qui précède, on peut formuler un modèle de menu de la manière suivante :

Déjeuner : une ou deux tasses de café au lait, thé ou cacao, deux ou trois pains blancs ou biscuits. Beefsteak, roastbeef, viande froide, œufs.

Dîner (déjeuner français) : une assiette de soupe, du poisson, un ou deux plats de viande, avec des légumes verts et de la compote, pâtisseries légères, un ou deux petits pains blancs, du vin jusqu'à une demi-bouteille, une petite tasse de café noir.

Goûter : une ou deux tasses de café au lait ou cacao avec un ou deux petits pains blancs.

Souper (dîner français) : un plat de viande avec légumes, compote, viande froide, œufs, thé, un ou deux verres de bière de Pilsen.

La quantité des aliments doit être mesurée suivant la maladie et l'état du malade.

Les Français se soumettent sans aucune difficulté à ce régime. La seule chose qui, au début, leur est désagréable, c'est la privation plus ou moins grande de pain blanc qui leur est imposée. Mais au bout de quelques jours l'accoutumance est faite. Quoi qu'il en soit, les histoires horrifiques qui ont cours, dans le monde, sur la cure de faim qui ferait partie de celle de Karlsbad, ne tiennent pas debout devant la liste des aliments ci-dessus énumérés.

Je répéterai encore une fois, en terminant ce chapitre, que le régime que je viens de décrire sera nécessairement modifié, selon les circonstances, par le médecin traitant.

EXERCICE

Quant au genre et à la mesure d'exercice journalier à prescrire au malade pendant la cure de Karlsbad, il faut tenir compte de son état général ainsi que de la nature de la maladie. L'homme jeune, vigoureux, d'un embonpoint normal, dont le foie fonctionne mal par suite d'excès de table, aura avantage à entreprendre des excursions de plusieurs heures dans les montagnes, tandis que le diabétique, affaibli et amaigri, ne devra pas même, en plaine, faire une course ininterrompue d'une demi-heure. D'ailleurs, chacun me comprendra aisément sans plus de détails. Mais c'est précisément au sujet de l'exercice quotidien à Karlsbad que le plus d'erreurs sont commises, et il est de mon devoir d'insister sur ce point.

Jadis on acceptait en principe, à Karlsbad, que les marches fréquentes et prolongées étaient indispensables à la réussite de la cure et comme on appliquait indifféremment ce principe à tous les malades, même à ceux qui étaient incapables d'un effort prolongé, on compromettait plutôt la cure entreprise. Plus récemment on est tombé dans l'erreur opposée. Comme nous avons été amenés à prescrire à un certain nombre de malades un repos plus ou moins complet, d'autres malades à qui la marche est précisément nécessaire se sont figuré qu'une quantité déterminée d'exercice ne leur serait d'aucune utilité.

Tout baigneur de Karlsbad doit faire en moyenne, chaque jour, une promenade de six à huit heures, principalement dans la montagne : à la première heure, au moment de boire à la source ou aussitôt après, promenade de une heure et demie à deux heures ; entre le premier déjeuner et le second déjeuner promenade de deux à trois heures ; entre le second déjeuner et le dîner promenade de deux à quatre heures.

L'âge avancé, la faiblesse générale, l'amaigrissement profond, la nervosité extrême, les affections du cœur, la disposition aux vertiges, obligent souvent de restreindre les promenades à la plaine, voire de les réduire à un minimum, et dans certains cas même d'interdire tout exercice, ou du moins de n'entraîner les malades que très graduellement.

Nous devons une mention spéciale à l'habitude de se promener pendant qu'on boit l'eau de la source. C'est là un des vieux préjugés qui nous ont été transmis, de penser que la cure ne réussirait pas sans cela. En général il n'y a aucune objection à faire à cette pratique, d'autant plus que par les temps frais on peut éviter par là des refroidissements; mais il est évident que la position du corps n'a absolument rien à voir avec le succès de la cure, qu'on boive l'eau debout, assis ou couché.

On peut en général autoriser les malades à faire des excursions en voiture, mais à la condition que le nombre d'heures à consacrer à la marche ne se trouve pas réduit. Les personnes atteintes de coliques hépatiques ou néphrétiques, ou d'ulcères de l'estomac ou de l'intestin, ne doivent pas abuser des courses en voiture.

L'équitation, la gymnastique, l'escrime, la natation, le cyclisme, la danse, le jeu du lawn-tennis, etc., ne doivent jamais être poussés jusqu'à la fatigue. Il faut surtout renoncer à débuter dans ces différents sports pendant une cure à Karlsbad, vu qu'ils exigent de toute manière un effort trop considérable. Le médecin seul jugera s'il y a lieu de permettre à un malade de se livrer à l'un de ces exercices; c'est d'ailleurs son rôle de régler la quantité qu'il convient d'en prendre par jour.

SOMMEIL APRÈS LE REPAS

C'est une erreur, encore répandue à Karlsbad, même parmi les médecins et, ce qui est pis, souvent encore imprimée, que le sommeil après les repas ne saurait se concilier avec la cure de Karlsbad. Il n'est pas douteux qu'il y a lieu d'interdire le sommeil après le repas à certains malades; mais cette interdiction n'a absolument rien à voir avec la cure de Karlsbad; c'est même une erreur de défendre la sieste à des personnes affaiblies, amaigries ou âgées, lorsqu'elles y sont habituées ou qu'elles en éprouvent le besoin, sous prétexte qu'elles font une cure à Karlsbad. Que de fois, des malades, lorsque je leur fais remarquer que le sommeil après le repas ne leur est pas contraire, me disent que je les délivre d'un grand poids, attendu que c'était leur crainte principale de ne pouvoir goûter, à Karlsbad, le sommeil qui leur est si nécessaire après le repas; bien souvent aussi j'ai constaté que certains malades se sentent comme régénérés du jour où il leur est permis de faire leur sieste quotidienne.

Je n'insisterai pas sur le cas où le sommeil après le repas fait en quelque sorte partie intégrante du traitement.

Aux Français, qui généralement ne dorment pas dans la journée, je présenterai la question sous cette forme plus large : Tout malade, notamment s'il est affaibli et nerveux, peut dormir dans la journée pendant la cure de Karlsbad, à moins que le médecin ne l'ait spécialement défendu.

LE TABAC

Une grande partie des baigneurs de Karlsbad souffre d'intoxication chronique par la nicotine. A ceux-ci, il est du devoir du médecin d'imposer une diminution de la dose journalière de tabac à fumer. D'ailleurs pendant toute cure de Karlsbad il est de règle qu'il ne faut pas fumer par jour plus de trois à quatre cigares légers ou six à huit cigarettes. On ne doit jamais fumer avant l'absorption de l'eau des sources et avant les repas.

TRAVAIL INTELLECTUEL

Comme une grande partie de nos malades appartient aux classes de la société exposées au surmenage intellectuel, il y a lieu dans bien des cas de prescrire comme condition, avant la cure de Karlsbad, que le malade réduise à un minimum son travail intellectuel quotidien. Il n'est guère facile de fixer le nombre d'heures que le malade peut être autorisé à consacrer au travail, car il faudrait dans chaque cas tenir compte de la force de résistance du sujet et de la nature de ses occupations.

Dans tous les cas, il ne faut jamais travailler plus d'une heure et demie à deux heures sans interruption, ne fût-ce du reste qu'en raison de la nécessité de consacrer un temps moyen déterminé à l'exercice physique. Trois heures de travail intellectuel, tel est le maximum à accorder à un baigneur de Karlsbad, et encore faut-il des interruptions. Je ferai formellement remarquer que le travail de la correspondance est compris dans ces mêmes limites.

La préoccupation déterminée par de grandes spéculations, pendant une cure à Karlsbad, en rend souvent le résultat problématique.

Il est bon de laisser entièrement de côté, pendant la cure, les cartes; du moins ne faut-il jamais jouer sans interruption pendant une heure ou une heure et demie.

Quant aux jeux de hasard, qui d'ailleurs sont interdits par la loi, ils sont strictement prohibés, et *a fortiori*, par les règles de la cure médicale.

EMPLOI DU TEMPS

De même que pour le régime, l'exercice, etc., il existe, en ce qui concerne l'emploi du temps à Karlsbad, une sorte de cliché qui pour la plupart des baigneurs répond au but, mais qui ne saurait s'appliquer sans modifications dans les cas particuliers, comme nous allons le voir.

Il est de règle à Karlsbad qu'on se lève de cinq à sept heures du matin, qu'on fasse usage des eaux en boisson de six à huit heures, en mettant des intervalles de quinze à trente minutes entre les verres successifs; qu'on prenne le premier déjeuner une heure après le dernier verre, le second déjeuner entre midi et trois heures, le café de quatre à cinq heures, le souper de sept à huit heures, enfin qu'on gagne le lit de neuf à dix heures. Les heures entre les repas, sont consacrées à la promenade.

On reconnaît si universellement combien il est salutaire de *se lever de bonne heure* qu'il n'y aurait rien à dire à ce sujet, s'il n'y avait quelques particularités individuelles réellement importantes à relever. Les malades très affaiblis, très névrosés ou arrivés à un âge avancé, qui n'ont pas l'habitude de se lever tôt, ne doivent pas y être obligés même à Karlsbad. Dans certaines circonstances on doit même faire boire l'eau minérale à ces malades dans leur lit et les y laisser jusqu'à l'heure habituelle de leur lever. Dans ma carrière médicale j'ai constaté chez un grand nombre de malades que la cure de Karlsbad ne réussissait que du moment où il leur était permis de se lever tard, en raison de leur état de faiblesse ou de nervosité.

Le meilleur moment pour boire les eaux est le matin, parce que les eaux minérales en général sont le plus rapidement absorbées à jeun; du reste, les eaux thermales sont mieux supportées lors de la fraîcheur matinale, notamment pendant la saison chaude, que dans le courant de la journée, lorsque la température atmosphérique a atteint un degré élevé. Cependant il y a quelques exceptions à noter :

1° Certains malades, au début de la cure, ne supportent pas l'eau minérale prise à jeun. C'est du reste extrêmement rare.

2° Même la dose relativement modérée d'eau minérale, qu'on a l'habitude de prescrire aujourd'hui à Karlsbad, prise le matin selon la règle, peut encore être trop considérable pour certains malades et en pareil cas elle doit être répartie en plusieurs fois dans la journée.

3° L'expérience m'a appris que dans certaines maladies, il y avait lieu encore de prendre de l'eau après les repas, pour que la cure produise son plein effet. Mais ce n'est pas le lieu ici d'insister sur ce point.

Les *heures des repas* sont fixées de préférence de telle sorte qu'on déjeune une heure après avoir pris le dernier verre d'eau, puis qu'il y ait, selon les habitudes ou les besoins, une intervalle de trois à six heures entre deux repas successifs. Dans quelques cas il vaut mieux manger plus souvent et peu à la fois.

Les Français feront bien, selon moi et sauf avis motivé contraire, de ne rien changer à Karlsbad aux heures habituelles de leurs repas.

DURÉE DE LA CURE

La durée de la cure de Karlsbad est en moyenne de quatre semaines — c'est le minimum au-dessous duquel l'insuccès est probable — et parfois de cinq et de six semaines. Il n'est pas possible de toujours bien déterminer d'avance la durée d'une cure ; car, abstraction faite des incidents qui pourraient rendre nécessaire une interruption de celle-ci, cette durée dépend de facteurs individuels qu'on ne saurait apprécier d'avance. Ainsi, par exemple, il peut arriver que certains malades ne supportent l'eau qu'à petite dose, et se trouvent obligés par là à prolonger d'autant leur séjour, pour parvenir à absorber la quantité d'eau qui leur est nécessaire. La durée de la cure de Karlsbad varie en outre d'après la nature de la maladie. La goutte et la lithiase biliaire, par exemple, exigent en général un usage plus prolongé des eaux que les maladies de l'estomac et de l'intestin. Le médecin traitant seul est à même de porter un jugement autorisé relativement à la durée de la cure dans chaque cas particulier, selon les facteurs individuels.

Les Français qui viennent à Karlsbad sont généralement persuadés que là cure est de trois semaines, vu que la « saison de Vichy est de cette durée ». Je pense avoir empêché, par ce qui précède, toute erreur.

CURE PRÉPARATOIRE

Le malade qui, avant d'aller à Karlsbad, se soumet déjà pendant quelques semaines à un régime approprié à son état de santé, ne peut en tirer que du bénéfice. Du reste je ne voudrais enlever à personne le plaisir d'appeler cela une cure préparatoire. Cependant il ne vient pas à Karlsbad beaucoup de baigneurs qui aient fait cette cure préparatoire, et pourtant beaucoup quittent nos thermes sinon guéris, du moins soulagés.

CURE COMPLÉMENTAIRE

Nous recommandons à tous nos malades d'observer pendant au moins quatre semaines, après avoir quitté Karlsbad, le régime qu'ils y suivaient. Si cela peut se faire dans un lieu bien aéré et dans les conditions requises de repos et d'hygiène, que ce soit sur le littoral maritime, dans la montagne ou en pays de plaine, il y aura tout avantage pour le malade. En général on peut lui en laisser le choix. Cependant dans certains cas, il faut s'en rapporter au médecin pour choisir le séjour qui convient le mieux après la saison balnéaire. D'autre part, dans la grande majorité des cas, il n'est pas indispensable qu'après le séjour à Karlsbad le malade en fasse un nouveau dans une station quelconque. Des milliers de malades retrouvent la santé à Karlsbad, que le manque de temps ou de ressources pécuniaires met dans l'impossibilité d'entreprendre la cure complémentaire dans une station sanitaire. J'insiste sur ce point tout particulièrement parce que j'entends souvent les malades se plaindre que tout en ayant grand besoin d'une cure à Karlsbad, ils ne peuvent l'entreprendre parce qu'ils n'ont pas le temps de faire la cure consécutive dans une station déterminée.

Je ne dois pas négliger d'ajouter qu'un voyage en mer, après la saison de Karlsbad, ne peut que constituer une excellente cure complémentaire.

MÉTHODES ADJUVANTES DE TRAITEMENT

Avant de décrire les moyens thérapeutiques qui sont employés à Karlsbad concurremment avec l'usage des eaux en boisson, je crois utile de présenter quelques observations préliminaires.

Le malade a besoin de repos avant tout; la cure doit donc lui assurer ce repos dans la mesure requise. Rien donc de plus déraisonnable que ce préjugé du malade de vouloir user de tous les moyens de traitement possibles employés dans une station balnéaire, au détriment du repos qui lui est nécessaire. Ce qui importe, ce n'est pas que le malade soit soumis aux traitements les plus variés pendant la cure; c'est, au contraire, que le malade évite le plus possible d'employer, dans la station balnéaire, toutes les variétés de traitement dont il peut user avec avantage à son domicile.

Qu'on me comprenne bien! Je n'ai nullement l'intention de m'opposer à l'introduction, à Karlsbad, des méthodes thérapeutiques modernes. Je regarde, au contraire, comme du devoir des médecins, aussi bien que de l'administration balnéaire, de prendre les mesures nécessaires pour permettre l'application de tous les moyens thérapeutiques possibles, du moment qu'ils peuvent favoriser la cure balnéaire. En revanche, il ne faudrait pas vouloir employer toutes les méthodes thérapeutiques pour la raison qu'elles sont en usage dans la station.

Les méthodes adjuvantes de la cure de Karlsbad sont les suivantes :

1° Les bains, soit d'eau minérale
— de boue
— de vapeur
— d'eau froide
— électriques
— d'eau gazeuse
— d'eau ferrugineuse;

2° Les massages;

3° Le traitement médico-mécanique.

BAINS D'EAU MINÉRALE

Nous avons vu que dans les débuts de Karlsbad les bains d'eau minérale constituaient la seule méthode thérapeutique de la station et que plus tard ils furent complètement laissés de côté. Aujourd'hui on fait prendre à l'immense majorité des malades chaque semaine deux à trois bains d'une durée de dix à trente minutes et à une température de 30 à 40 degrés centigrades, dans l'intervalle entre le premier déjeuner et le second ; à ces bains sont souvent associés des douches d'eau froide. L'eau qui sert aux bains provient du « Sprudel », la source la plus abondante de Karlsbad, et est amenée par une canalisation spéciale dans quatre établissements différents, le Kurhaus, le Neubad, le Sprudelbad et le Kaiserbad, où elle est rafraîchie par des dispositions particulières.

L'action thérapeutique des bains d'eau minérale est celle des bains d'eau ordinaire additionnés de la proportion de sels correspondante. En dehors de cela, toutes les vertus qu'on attribue aux bains d'eau minérale sont problématiques. Ils trouvent toujours leur application lorsqu'il s'agit de calmer les douleurs ou les spasmes, c'est-à-dire dans les coliques biliaires, néphrétiques, intestinales et venteuses, dans les crampes d'estomac, etc. ; puis ils servent à stimuler les fonctions cutanées, pour soulager d'autant les organes internes, comme on l'admet généralement, soit dans les hypertrophies du foie, l'obésité, la goutte et le rhumatisme, etc. Selon le but qu'on se propose d'atteindre, on additionne les bains de sel de cuisine, de sel des marais salants, d'eaux-mère de Karlsbad, d'extrait d'aiguilles de sapin, de son, ou d'autres substances.

Les bains d'eau minérale ne constituent pas une partie intégrante de la cure de Karlsbad. Il faut donc y renoncer au moindre malaise que ressent le malade après le bain, soit vertige, soit céphalalgie, soit abattement physique, etc., etc.

LES BAINS DE BOUE

C'est tout récemment que les bains de boue de Karlsbad ont acquis une vogue extraordinaire ; au point que beaucoup de baigneurs en prennent pour le seul plaisir de faire comme les autres. Il est de mon devoir professionnel de mettre les malades en garde contre cet entraînement.

Les bains de boue sont préparés avec de la terre marécageuse qu'on amène à Karlsbad d'une distance de plusieurs lieues et mélangée avec de l'eau du Sprudel. La durée des bains est de quinze à trente minutes, leur température de 30 à 40 degrés centigrades. On les prend le matin entre le premier et le second déjeuner soit tous les deux jours, soit deux jours de suite avec un jour de repos. Grâce à leur teneur en acides organiques, les bains de boue constituent un excellent stimulant de la peau, et cette action est encore favorisée par la pesanteur physique de la boue et par la température ordinairement élevée de ces bains. On les emploie dans la goutte et le rhumatisme, les névralgies, l'anémie, les maladies des femmes, les tuméfactions (hypertrophies) d'organes internes, les exsudats, etc.

La boue est utilisée soit pour des bains complets, soit pour des bains de pied, de bras ou de siège, parfois aussi en compresses.

Pendant le bain, les malades, qui se congestionnent facilement, doivent placer sur leur tête une compresse d'eau froide qu'il faudra souvent renouveler.

Après le bain de boue, les malades qui se sentent faibles et somnolents doivent s'étendre pendant une demi-heure ou une heure sur un canapé ou se mettre au lit. Tous les autres malades peuvent, après le bain, se livrer à la promenade ou aller manger ; mais ils doivent éviter de s'asseoir ou de stationner à l'air libre.

Malgré la grande efficacité que présentent les bains de boue dans certaines maladies, en particulier dans la goutte, je dois cependant déclarer formellement qu'ils ne sont pas la chose principale dans la cure de Karlsbad. Donc, du moment que le malade ne supporte pas les bains de boue, il faut immédiatement y renoncer, sans pour cela craindre que l'action spéciale de la cure de Karlsbad soit compromise.

BAINS DE VAPEUR, CURES HYDROTHÉRAPIQUES, BAINS ÉLECTRIQUES

Il me semble suffisant, vu le but de ce livre, d'informer les lecteurs que Karlsbad possède des bains de vapeur, une installation hydrothérapique et des bains électriques; c'est au médecin à décider si le malade a ou non besoin de faire usage d'un de ces moyens adjuvants.

BAINS D'EAU GAZEUSE

L'eau d'une source froide chargée d'acide carbonique sert, par son mélange avec de l'eau ordinaire chauffée, à préparer des bains tièdes qui, bien que peu riches en acide carbonique, en renferment encore assez pour présenter de l'efficacité. Dans un grand nombre de cas, ces bains donnent les meilleurs résultats. Malheureusement l'établissement où l'on prend ces bains d'eau gazeuse offre une installation si primitive qu'on ne peut en recommander l'usage à des malades impressionnables, surtout par le mauvais temps.

BAINS FERRUGINEUX

Pour ne rien omettre, je signalerai encore à Karlsbad l'existence d'une source ferrugineuse, insignifiante au point de vue médical, et qui sert à des bains également sans utilité spéciale.

MASSAGE

Il en est du massage comme de beaucoup de moyens thérapeutiques nouveaux; la mode y joue un grand rôle, et précisément à Karlsbad le massage a donné lieu à des abus monstrueux de la part des malades; c'est d'autant plus déplorable que ce moyen thérapeutique, en lui-même excellent, mais appliqué inconsidérément et sans indication précise, constitue un danger sérieux pour la santé et même pour la vie. Voici quelques exemples de ce que j'avance : J'avais conseillé à une de mes malades de se faire masser pour son obésité, mais expressément défendu à la masseuse d'opérer sur l'abdomen, parce que la malade présentait un rein mobile. La masseuse se conforma exactement à mes instructions, mais la malade n'y trouva pas son compte ; craignant que son obésité ne diminuât pas suffisamment par le massage réduit, elle renvoya la masseuse après la première opération et en prit une autre qu'elle choisit elle-même. Celle-ci se mit, selon le vœu de la malade, à travailler vigoureusement tout l'abdomen et refoula le rein mobile si bas, par ses manœuvres, que la malade expia par des douleurs violentes d'une durée de plusieurs semaines les suites de sa désobéissance.

Dans un autre cas un malade se fit, de son propre chef, masser la région vésicale, parce qu'il souffrait d'un calcul et que, d'après le dire du masseur, le massage était un excellent moyen de traitement en pareil cas. Au beau milieu de cette cure splendide, le malade, comme on pouvait le prévoir, fut atteint d'une violente hémorragie ; celle-ci n'eut pas de suite fatale parce que le hasard voulut qu'un médecin étranger, en traitement à Karlsbad, vînt voir le malade au moment précis où l'on pouvait encore intervenir efficacement.

Dans un troisième cas, à ce que me raconta un masseur, il serait arrivé auprès d'un baigneur juste au moment où celui-ci venait d'être atteint d'une inflammation du cæcum ; il l'aurait massé tout aussitôt et lui aurait ainsi sauvé la vie. Dans l'intérêt du pauvre malade, il faut espérer que l'avisé masseur aura pris quelque trouble insignifiant pour une inflammation du cæcum, car très vraisemblablement la mort eût été la conséquence de l'intervention du sauveteur en question.

La loi défend, il est vrai, aux laïques, la pratique du massage sans prescription et sans surveillance médicales ; mais il est d'expérience journalière que les règlements édictés à cet égard sont constamment violés ; voilà pourquoi j'ai cru devoir rapporter, dans l'intérêt même des malades, les exemples ci-dessus pris dans la vie de tous les jours.

Le massage ne doit être entrepris que sur ordonnance du médecin traitant et par la personne désignée par lui.

TRAITEMENT MÉDICO-MÉCANIQUE

Dans un grand nombre de cas, le traitement médico-mécanique est efficace, et il est dirigé à Karlsbad par des personnes compétentes. Mais, tout persuadé que je suis de l'utilité de ce traitement dans certaines maladies ou dans certains états, et de sa bonne application à Karlsbad, je dois réagir contre la tendance qui se fait jour de plus en plus de considérer cette méthode thérapeutique comme un passe-temps agréable et dénué de tout danger. Du moment qu'il n'existe pas de raisons et d'indications précises pour son emploi, je conseille de préférence aux baigneurs de se promener dans nos magnifiques forêts et d'y goûter le traitement médico-mécanique le plus grandiose, celui que leur offre la belle nature.

CRAINTES INSPIRÉES PAR KARLSBAD

Les cinq siècles de fréquentation des eaux de Karlsbad déjà écoulés ont laissé des traces marquées sous la forme de préjugés les plus fantastiques, parmi lesquels le prétendu danger de ces eaux n'est pas le moindre. En réalité, on a négligé de voir que les nombreuses suites fâcheuses constatées autrefois après l'usage des eaux de Karlsbad avaient leur origine non pas dans l'emploi de ces eaux, mais dans la manière de s'en servir, dans les errements qui s'étaient établis. Ainsi les masses énormes d'eau qu'on laissait absorber par les malades étaient pour quelques-uns une cause éminente de danger, et il est hors de doute que les accidents relatés dans les anciens écrits sur Karlsbad, tels que vertiges, palpitations, congestions cérébrales, etc., et qu'on observa si souvent durant la cure étaient occasionnés pour la plupart par l'usage interne immodéré des eaux. Un autre facteur important dans la production des malaises éprouvés par les malades dans la cure de Karlsbad, c'était le surmenage physique d'une part, l'alimentation insuffisante de l'autre, circonstances qui doivent entraîner les mêmes suites fâcheuses pour des individus affaiblis, indépendamment de la cure d'eaux. Enfin, il faut encore remarquer que beaucoup de malades, notamment à l'époque actuelle, vont faire la cure de Karlsbad sans direction médicale. Ce sont principalement des malades qui ont déjà fait plusieurs saisons à Karlsbad et qui continuent de leur propre chef ce qu'ils faisaient auparavant sur le conseil du médecin. Il est incontestable que de semblables cures peuvent être couronnées de succès, mais souvent ce n'est pas le cas. La constitution du malade peut subir de profondes modifications que seul le médecin est capable de discerner; dans l'intervalle il peut avoir acquis une lésion organique du cœur, qu'il ne soupçonne pas; dans ces conditions, le malade, qui jadis trouvait toujours à Karlsbad une atténuation de ses souffrances, s'attire parfois une aggravation persistante de son état; on a même vu se produire à Karlsbad des décès occasionnés certainement par un abus insensé de la cure entreprise sans avis.

Abstraction faite des malades qui se nuisent tout d'abord à eux-mêmes, puis font tort au bon renom de Karlsbad, tous les accidents graves qui, dans les anciens temps, furent à l'ordre du jour, à Karlsbad, ont absolument disparu sous l'influence des méthodes curatives modernes. Mais la « crainte » traditionnelle inspirée par Karlsbad, dont la trace peut se suivre, comme un fil rouge, à travers toute la littérature concernant Karlsbad, cette crainte n'a pas encore disparu. Pour la plupart « Karlsbad » signifie quelque chose comme le premier clou du cercueil, et même des médecins de valeur et de réputation ne se décident que difficilement à envoyer un malade au dangereux Karlsbad. C'est chose extraordinaire vraiment que tous ces préjugés qui sont même partagés par les médecins. Je puis en donner deux exemples. Hufeland, l'un des médecins les plus célèbres de tous les temps, envoya à Karlsbad un malade qui s'était fracturé la jambe quelques mois auparavant. Arrivé là le malade se brisa, au bout de quelque temps, la même jambe au même niveau. Au lieu de conclure de là que, selon toute vraisemblance, le cal n'était pas encore assez solidement formé, Hufeland établit en règle qu'il ne fallait pas envoyer à Karlsbad les malades qui ont subi une fracture, attendu que les eaux de Karlsbad ont la propriété de dissoudre le cal. Dans un autre cas, qui est arrivé à ma connaissance personnelle, une vieille dame s'était rendue à Paris, quelques mois après une cure à Karlsbad, pour y voir sa fille. Arrivée là elle fut atteinte d'apoplexie et mourut. Le médecin traitant, dès qu'il apprit que la malade avait fait une saison à Karlsbad quelques mois auparavant, attribua aussitôt cette apoplexie mortelle à la cure.

En réalité, la crainte inspirée par Karlsbad est un anachronisme, et si je m'élève si énergiquement contre cette crainte dans un livre destiné au public français, c'est que je sais par expérience que les contes de nourrices qu'on fait à des enfants devenus des adultes au sujet des dangers des eaux de Karlsbad ont également trouvé un terrain favorable sur les bords de la Seine. Si tout ce qu'on raconte des effets parfois si désastreux des eaux de Karlsbad n'était vrai que pour la centième partie, au lieu de présenter au public un livre en l'honneur de Karlsbad, je sommerais officiellement les autorités sanitaires de fermer la station par ordre de police; car une cure qui serait dangereuse au degré qu'on le raconte partout, ne serait plus qu'une expérience irréfléchie et non un moyen thérapeutique sérieux. Je dois ici insister sur quelques erreurs toutes spéciales qui se sont partout implantées sous l'influence de cette crainte déraisonnable.

Parmi les conditions physiologiques qui, d'après un grand nombre de médecins excluraient autant que possible la cure de Karlsbad, nous trouvons tout d'abord le jeune âge. Que de fois j'ai entendu des malades me dire qu'ils auraient dû venir à Karlsbad depuis tant et tant d'années, mais que de l'avis de leur médecin ils étaient encore trop jeunes à cette époque; et cependant j'ai fait prendre moi-même les eaux de Karlsbad, avec un plein succès, à des enfants de tous les âges.

Karlsbad n'est pas plus contre-indiqué pour le vieillard que pour l'enfant. Ce qui dans un âge avancé peut être un obstacle à toute cure d'eaux minérales, ce sont les fatigues et les ennuis d'un voyage, etc.; mais dans tous les cas où un pareil empêchement n'existe pas, la vieillesse n'est pas une contre-indication d'aller à Karlsbad. J'y ai traité nombre de vieillards de soixante-dix à quatre-vingts ans sans mécompte d'aucune sorte.

Enfin, je dois mentionner spécialement la grossesse que même des médecins de Karlsbad considèrent comme une contre-indication. Mais si l'on s'informe des raisons de cette manière de voir, on ne reçoit aucune explication rationnelle. Ce qui paraîtrait le plus plausible, ce serait de mettre en avant la température élevée des sources. Mais si réellement le degré élevé de température de nos eaux pouvait exercer une influence fâcheuse sur la grossesse, nous devrions interdire à toute femme enceinte l'usage de la soupe chaude, du thé chaud, etc. J'ai fait boire de l'eau de Karlsbad à des femmes atteintes de lithiase biliaire, à toutes les périodes de la grossesse, sans jamais en avoir observé le moindre inconvénient.

Parmi les états pathologiques, considérons spécialement les lésions organiques du cœur. Du moment qu'une affection de ce genre ne cause aucun trouble, c'est-à-dire est compensée, elle ne contre-indique en aucune façon la cure de Karlsbad. De même les congestions et les vertiges, notamment quand ils sont liés à des affections abdominales, ne constituent par eux-mêmes aucun obstacle à la cure. Enfin, les états d'affaiblissement, à moins qu'ils n'atteignent un degré suffisant pour rendre la fatigue du voyage impossible, ne sont pas davantage un empêchement, du moment que la maladie principale, qui a occasionné l'affaiblissement, est susceptible d'être modifiée par la cure de Karlsbad.

Il va de soi que les états que nous venons d'énumérer commandent une certaine prudence dans l'emploi de la cure, et on nous accordera volontiers qu'ils auraient été autant de contre-indications de la cure ancienne de Karlsbad, telle que nous l'avons exposée au début de ce chapitre.

ACTION PHYSIOLOGIQUE DES EAUX DE KARLSBAD PRISES EN BOISSON

Grâce à son contenu en carbonate de soude, chlorure de sodium et sulfate de soude, l'eau de Karlsbad neutralise les acides de l'estomac, accroît la sécrétion du suc gastrique, empêche les processus anormaux de décomposition dans l'estomac, accélère la résorption, détermine la dissolution énergique du mucus et par là le contact plus intime des aliments introduits avec le suc gastrique. Elle est donc indiquée dans le catarrhe gastrique chronique, dans la dyspepsie, l'hyperacidité, la gastralgie et les ulcères de l'estomac.

Passant de l'estomac dans la circulation, les eaux minérales de Karlsbad, par leur constitution alcaline, augmentent l'alcalescence du sang, les mutations et l'oxydation de l'albumine et des graisses, la fonction sécrétoire d'un grand nombre de glandes, le processus de diffusion entre le sang et les tissus, et diminuent l'acidité de l'urine. C'est sur cette action des eaux de Karlsbad que repose leur emploi dans les maladies du foie et des voies biliaires, dans les catarrhes des organes respiratoires, dans la goutte, dans les catarrhes de la vessie et des reins, dans la gravelle urinaire, l'exagération de la production adipeuse, le diabète, etc.

Le second facteur, qui intervient dans l'action de l'eau de Karlsbad, c'est sa thermalité. Celle-ci agit comme antispasmodique et analgésique, favorise l'absorption de l'eau par l'estomac et l'intestin et par là d'une manière générale son action sur les organes sécrétoires (voies biliaires, reins) et, selon le degré de température, excite ou ralentit l'activité de l'intestin.

Enfin, l'acide carbonique joue également, dans l'action des eaux minérales de Karlsbad, un rôle qui n'est pas négligeable. Il agit et sur la muqueuse respiratoire et sur la muqueuse digestive soit comme stimulant (apéritif), soit comme calmant (analgésique et antispasmodique), et liquéfie le mucus accumulé. Bien que les facteurs ci-dessus indiqués expliquent l'action des eaux de Karlsbad dans les maladies chroniques, celle-ci n'en présente pas moins un côté essentiel qui reste sans explication. Comme l'analyse chimique est ici impuissante à nous éclairer, nous nous voyons obligés de nous laisser guider par l'observation médicale dans notre appréciation sur l'utilité de nos eaux minérales. Il nous est cependant permis d'espérer que les progrès incessants des méthodes chimiques et physiologiques nous mettront à même de fonder sur une base de plus en plus exacte l'action spéciale des sources de Karlsbad ; jusque-là nous devons nous contenter de reconnaître comme vrais les faits d'observation clinique, lors même que l'explication scientifique nous en fait défaut.

LA CURE DE KARLSBAD HORS DE KARLSBAD

Dès que l'eau minérale de Karlsbad a perdu sa température naturelle, son efficacité se trouve modifiée, même si on la chauffe artificiellement jusqu'à son degré originel. Le changement que subit l'eau dans ces conditions est resté sans explication jusqu'à ce jour. On pourrait objecter, il est vrai, que l'efficacité de l'eau de Karlsbad, bue hors de la station, n'est pas modifiée par le fait d'une altération de l'eau elle-même, mais parce que les autres facteurs thérapeutiques qu'offre Karlsbad font défaut. Mais cette objection tombe devant l'expérience, mille fois répétée de cures de Karlsbad, effectuée dans d'autres stations dans les mêmes conditions de calme, de bon air, de vie régulière et en particulier de régime entièrement réglé d'après le modèle de Karlsbad ; nous sommes toujours forcés de revenir à ce que nous disions : c'est que l'eau de Karlsbad, dès qu'elle a perdu sa température naturelle, perd la plus grande partie de son efficacité. Néanmoins il y a des milliers de malades qui, ne pouvant pour une raison ou une autre se rendre à Karlsbad, font la cure dans leur patrie et en retirent un bénéfice certain, si petit qu'il soit. Je me propose de donner à cette catégorie de malades quelques indications utiles pour faire la cure à domicile, mais j'engage formellement ces malades à ne jamais faire la cure, d'après les règles générales que je vais donner, sans la surveillance, indispensable à mes yeux, d'un médecin.

Peu importe en général la source de Karlsbad qu'on aura choisie pour la cure, car le degré de température qui les différencie à leur émergence n'entre plus en ligne de compte, lorsque les eaux sont devenues froides. Lorsqu'il n'existe pas dans la localité qu'on habite une maison sérieuse de commerce d'eaux minérales, on fera bien de faire venir les eaux directement de Karlsbad. Vingt à trente bouteilles suffisent en moyenne pour une cure.

On chauffe l'eau (le mieux est de faire usage d'un appareil Lehmann) par portion de 100 à 200 grammes et on la boit à jeun, à petites gorgées. Entre deux doses consécutives on fait des promenades d'un quart d'heure à une demi-heure ; après la dernière, on se promène pendant une heure, puis on fait son premier déjeuner. Au besoin on peut répartir sur toute la journée la quantité d'eau minérale qu'on doit boire ; mais il faut poser en règle qu'il doit y avoir un intervalle d'une heure entre le dernier verre absorbé et les repas. Il est aussi préférable de faire la cure pendant la belle saison ; cependant, si c'est nécessaire, rien n'empêche de l'entreprendre même en plein hiver

La température et la dose de l'eau se règlent d'après chaque malade pris individuellement. En moyenne, on supporte bien deux à quatre verres (chaque verre représentant 200 grammes) et une température de 50 degrés.

Les *températures élevées* (50 à 70 degrés centigrades) conviennent à : 1° les constitutions faibles ; 2° l'âge moyen ; 3° les lithiases en général ; 4° l'hypertrophie du foie ; 5° l'obésité ; 6° la diarrhée.

Les *basses températures* (30 à 40 degrés centigrades) conviennent à : 1° les constitutions faibles et nerveuses ; 2° les enfants et les vieillards ; 3° les maladies, dites « de Karlsbad », qui sont accompagnées de phénomènes d'irritation ; 4° l'ulcère rond de l'estomac ; 5° la constipation ; 6° les états congestifs ; 7° la grossesse et la menstruation.

Les doses élevées (quatre verres) sont indiquées pour : 1° les constitutions robustes ; 2° l'âge moyen ; 3° les lithiases en général ; 4° l'hypertrophie du foie ; 5° la goutte ; 6° l'obésité ; 7° la constipation.

Les petites doses (un demi à deux verres) sont indiquées pour : 1° les constitutions faibles et nerveuses ; 2° les enfants et les vieillards ; 3° toutes les maladies dites « de Karlsbad », qui sont accompagnées de phénomènes d'irritation ; 4° l'ulcère rond de l'estomac ; 5° la dilatation de l'estomac ; 6° la dyspepsie ; 7° la diarrhée ; 8° les états congestifs ; 9° la grossesse et la menstruation ; 10° toutes les personnes qui ne peuvent se livrer à un exercice suffisant pendant la cure ou qui même sont alitées.

Dans toutes les maladies non mentionnées ci-dessus, le degré de température et la dose de l'eau dépendent des conditions particulières, relatives à chaque cas, comme nous l'avons déjà dit.

Quant aux détails à observer durant la cure, je renvoie à ce que j'ai dit dans les chapitres précédents. Les règles à suivre, dans une cure de Karlsbad, sont les mêmes à domicile qu'à la station même

Fréquemment, pour les cures à domicile, on se sert du sel de Karlsbad dissous dans l'eau chaude au lieu de l'eau elle-même. Je déconseille instamment cette manière de faire la cure, à moins qu'une indication spéciale ait fait prescrire le sel. Dix grammes de sel pulvérisé dissous dans 200 grammes d'eau représenteraient un verre d'eau de Karlsbad.

Ce qui doit être rejeté d'une façon absolue, c'est d'employer pour une cure de Karlsbad du sel artificiel ou de l'eau artificielle de Karlsbad. C'est là le triomphe du charlatanisme, et ce livre n'a pas autrement à s'en préoccuper. Il nous suffira d'avoir mis le lecteur en garde contre lui.

INDICATIONS DE LA CURE DE KARLSBAD

Le lecteur trouvera ci-dessous l'énumération de toutes les maladies dans lesquelles l'usage de l'eau de Karlsbad a été reconnu utile, expérimentalement :

1° Dans le *catarrhe chronique du pharynx*, l'amélioration est souvent absolument inattendue. L'action est double : *a*) le catarrhe pharyngien, qui, pour la plus grande partie, est occasionné par l'usage immodéré de l'alcool et du tabac, s'atténue déjà par le régime restrictif imposé; *b*) les masses de mucus accumulées sur la muqueuse pharyngienne sont liquéfiées et entraînées par l'eau de Karlsbad, grâce au chlorure de sodium et au bicarbonate de soude qu'elles contiennent.

2° Le *catarrhe chronique des bronches*, de même que celui du pharynx, est souvent amélioré par l'eau de Karlsbad prise en boisson; mais c'est moins l'action locale de l'eau sur la muqueuse respiratoire qu'il faut voir ici que l'influence heureuse exercée par la cure sur des états tels que l'obstruction du foie, les hémorroïdes, la surcharge graisseuse du cœur, le diabète, etc., et qui a pour conséquence une amélioration de l'état catarrhal de la muqueuse bronchique.

3° Parmi les *maladies de l'estomac*, celles qui sont incontestablement amendées par l'usage de l'eau de Karlsbad sont : *a*) les états de sécrétion acide exagérée : hyperacidité, dyspepsie, ulcère stomacal et dilatation légère. Là les eaux de Karlsbad agissent en neutralisant l'acide de l'estomac par leur contenu alcalin ; *b*) tous les états pathologiques caractérisés par une hypersécrétion de mucus, tels que le catarrhe gastrique chronique, surtout lorsqu'il complique les maladies du foie, l'inertie de l'intestin, le diabète et les autres maladies que Karlsbad modifie favorablement.

4° Les *maladies de l'intestin*. Parmi celles qui sont traitées avec succès à Karlsbad, on peut ranger le catarrhe intestinal chronique, la constipation chronique, la diarrhée chronique, l'ulcère de l'intestin, les hémorroïdes ; l'action remarquable de l'eau de Karlsbad sur la diarrhée chronique mérite surtout d'être signalée. Des malades qui, depuis de longues années, souffrent de cette affection, à un tel point qu'ils évitent avec anxiété toute espèce de société et présentent tous les symptômes d'un affaiblissement extraordinaire et d'une véritable déchéance physique, se trouvent radicalement guéris, à de rares exceptions près, par la cure de Karlsbad.

5° Les *maladies du foie*, et principalement les hypertrophies engendrées par la bonne chère et le défaut d'exercice, ou survenues à la suite d'un catarrhe gastrique ou intestinal, ou par l'abus de l'alcool (première période de la cirrhose), enfin celles qui sont l'une des manifestations de l'obésité générale, rentrent dans la catégorie des maladies dans lesquelles l'efficacité des eaux de Karlsbad est supérieure à tous les moyens de l'univers. Dans la plupart des cas (et Karlsbad est fréquenté annuellement par environ vingt mille malades atteints d'hypertrophie du foie) le volume du foie diminue si rapidement que le médecin lui-même en est surpris.

6° Les *coliques hépatiques* ont, en première ligne, fait la réputation universelle dont jouit Karlsbad. L'efficacité réellement souveraine et tant vantée de l'eau de Karlsbad dans les coliques hépatiques, bien que l'explication scientifique complète n'en ait pas été donnée, est cependant absolument indubitable. Sur les dix ou quinze mille malades qui, à chaque saison, viennent se faire traiter à Karlsbad pour des coliques biliaires, il n'en est peut-être pas un qui ne ressente une grande amélioration après une première cure. On a vu comme renaître à la vie, dès les premiers jours de la cure, des malades qui, depuis des années, avec des accalmies de quelques mois ou de quelques semaines, ou même journalières, ont des crises hépatiques atroces, durant des journées entières, que même la morphine ne peut plus calmer ; qui, sous l'influence de la souffrance excessive, sont arrivés à un état de faiblesse et d'amaigrissement extraordinaire, sans compter que souvent l'ictère prolongé a pu provoquer, à la longue, des démangeaisons cutanées qui enlèvent tout sommeil et tout plaisir de vivre. Au bout de quelques jours, parfois, les douleurs disparaissent, par suite de l'expulsion de calculs ; la coloration jaune, souvent même brun noirâtre de la peau, redevient presque normale après quelques semaines ; le prurit cesse, les malades obtiennent un bon sommeil, l'alimentation, souvent défectueuse par suite des craintes mêmes du malade, redevient régulière, le poids du corps augmente et c'est plein de vie et de courage que part le malade qui se considérait comme incurable, souvent même comme irrémédiablement perdu.

Dans la plupart des cas, les coliques reviennent après la cure, quelquefois même immédiatement après ; mais elles ne sont plus ni aussi graves, ni aussi douloureuses, disparaissent plus rapidement et offrent moins de fréquence. Après des cures répétées, l'amélioration est de plus en plus marquée, de sorte qu'il peut s'écouler plusieurs années avant que survienne un nouvel accès. Il est rare que des cures répétées n'influent pas sur les coliques hépatiques ; cela ne se présente guère que dans les cas qui sont justiciables de la chirurgie.

7° *Maladies de la rate*. Celles de ces maladies qu'on traite à Karlsbad consistent dans l'hypertrophie chronique, telle qu'elle se présente si fréquemment dans les contrées à malaria et après les fièvres des pays tropicaux. La rate commence à diminuer de volume sous l'influence de la cure de Karlsbad, la douleur dans la région splénique disparaît; l'appétit et les garde-robes se régularisent, l'état général, le plus souvent déprécié d'une manière extraordinaire, se relève.

8° *Maladies des reins*. Toutes les formes d'albuminurie déterminées par la congestion rénale, de même que la maladie de Bright à ses premiers débuts, sont traitées avec succès à Karlsbad. Dans les cas où la cure convient, la sécrétion urinaire, qui jusque-là se trouvait amoindrie, redevient normale, l'œdème des jambes et les épanchements séreux de l'abdomen disparaissent, les fonctions de l'estomac s'améliorent, les forces corporelles reviennent, l'albumine disparaît de l'urine ou du moins sa quantité diminue.

9° *Catarrhe du bassinet*.

10° *Coliques néphrétiques* (calculs du rein, gravelle rénale). Ces affections sont traitées à Karlsbad avec un succès extraordinaire. Sous l'influence de l'eau, on voit souvent l'urine charrier des masses de petites concrétions; les coliques deviennent moins douloureuses, les accès moins longs et de plus en plus rares.

11° *Catarrhe de la vessie*. Qu'il soit idiopathique ou secondaire par suite de calcul, la cure de Karlsbad l'améliore souvent d'une manière surprenante. Le résultat est surtout brillant, lorsque les concrétions qui produisaient le catarrhe se trouvent expulsées avec l'urine.

12° *Hypertrophie de la prostate*.

13° *Diathèse urique* (goutte). On ne sait pas assez que les sources de Karlsbad constituent un moyen thérapeutique sans égal contre la goutte, d'autant plus que le grand public est universellement persuadé que ce sont les bains qui présentent le plus d'efficacité dans cette maladie. Les goutteux qui n'ont été soulagés dans aucune des nombreuses stations de l'Europe qu'on recommande pour la goutte, éprouvent une amélioration certaine du moment qu'ils viennent à Karlsbad. Les accès s'éloignent et perdent en intensité, la roideur des articulations, lorsqu'elles ne sont pas encore le siège d'une altération anatomique, diminue et toutes les manifestations de la goutte s'amoindrissent. Il ne saurait évidemment être question d'une guérison absolue de la goutte à Karlsbad; pour ne pas se préparer de mécompte, il faut se contenter de l'atténuation du symptôme que procure Karlsbad et de la préservation contre les accès extrèmement douloureux qui en est le résultat.

14° *Obésité* (foie gras, cœur gras). Karlsbad est l'un des moyens les plus efficaces qui existent contre la diathèse adipeuse. Ce fait est plus ou moins méconnu surtout parce que la disparition de la graisse, à Karlsbad, n'est pas accompagnée des diarrhées journalières répétées sans lesquelles le public ne peut se figurer possible une cure d'amaigrissement. Il n'en est pas moins vrai que les pertes de poids que subit le corps à Karlsbad ne sont pas dépassées dans les stations balnéaires qui se sont en quelque sorte fait un privilège de ce genre de cure. C'est ce qu'on constate fréquemment sur des malades obèses qui visitent alternativement Karlsbad et quelque autre station. La perte de poids que ces malades atteignent dans les cures variées, qu'ils font dans les diverses stations, est toujours la même.

15° *Diabète sucré*. Une expérience de plusieurs dizaines d'années a montré que l'eau de Karlsbad a une influence extraordinaire sur la marche du diabète. Au bout de peu de jours passés à Karlsbad, les malades perdent généralement déjà la soif dévorante et le besoin d'uriner qui les tourmentaient et sentent revenir leurs forces; en même temps le prurit cutané disparaît, les dents ébranlées se raffermissent, les éruptions cutanées qui accompagnent le diabète guérissent, enfin le sucre disparaît de l'urine entièrement ou pour la plus grande partie, de même que dans certains cas compliqués d'albuminurie, l'albumine disparaît totalement ou du moins diminue.

Pendant la cure de Karlsbad, ce n'est pas simplement le régime sévère imposé aux diabétiques qui détermine la diminution du sucre dans l'urine, car j'ai pu maintes fois constater chez mes malades, chez ceux du moins qui ont été constamment soumis à la surveillance médicale, c'est-à-dire ont suivi avant la cure le même régime qu'à Karlsbad, que la proportion de sucre ne diminuait réellement que lors de la cure. Je n'ai jamais constaté la guérison du diabète par les eaux de Karlsbad, mais les diabétiques qui font la cure gardent un bon état général.

16° *Maladies de la peau.* — *a*) Des eczémas chroniques, qui pendant des années ont résisté à tout traitement externe, peuvent guérir en quelques semaines à Karlsbad, notamment lorsqu'ils sont liés à de la goutte et à des affections abdominales. Il est vrai que des dermatologistes éminents discutent vivement la possibilité d'une relation entre les eczémas chroniques et les états pathologiques internes, et par suite aussi la possibilité de la guérison de l'eczéma par la cure de Karlsbad; quoi qu'il en soit, j'ai vu guérir à Karlsbad des eczémas de la face, des mains et d'autres parties du corps, qui pendant de longues années avaient résisté à toute espèce de traitement externe.

b) La furunculose est heureusement modifiée par les eaux de Karlsbad. Les furoncles isolés guérissent plus vite et les récidives deviennent plus rares.

c) Toutes les affections dermiques qui peuvent survenir dans le diabète, furunculose, prurit, xanthome, etc., disparaissent par la cure de Karlsbad en même temps que s'amendent les autres symptômes de nature diabétique.

CONTRE-INDICATIONS DE LA CURE DE KARLSBAD

Après avoir énuméré les maladies qui peuvent être modifiées favorablement par la cure de Karlsbad, nous devons encore faire connaître certaines circonstances dans lesquelles Karlsbad ou bien est inutile, ou même est nuisible.

1° La tuberculose pulmonaire, autant que je puis en juger par mon expérience personnelle, ne prend une marche plus rapide, pendant la cure de Karlsbad, que si le tissu pulmonaire a subi déjà des destructions profondes; encore ne puis-je en aucune façon considérer comme démontré que ce soit l'eau de Karlsbad qui détermine cette accélération de la marche du processus tuberculeux, plutôt peut-être que le climat de montagne très variable de Karlsbad. J'approuverai en conséquence la venue à Karlsbad, pendant la chaude saison d'été, d'un diabétique par exemple, présentant des symptômes de phtisie au début. En revanche, la tuberculose arrivée à un degré avancé est une contre-indication absolue de la cure de Karlsbad;

2° Sous l'influence de la cure de Karlsbad, la marche du cancer est généralement accélérée. Malheureusement chaque année il vient à Karlsbad des cancéreux, en général à l'insu du médecin ordinaire, parfois avec son autorisation, lorsqu'il ne veut pas enlever au malade le dernier espoir qu'il a en Karlsbad. Les améliorations passagères que présente à Karlsbad le cancer de l'estomac sont dus simplement à la diminution du catarrhe qui l'accompagne. Néanmoins, on ne saurait trop insister sur les inconvénients qu'il y a à envoyer les cancéreux à Karlsbad;

3° Les affections organiques graves du cœur, qui donnent lieu à des troubles généraux, contre-indiquent de prime abord la cure de Karlsbad, parce que l'introduction dans la circulation de quantités d'eau relativement considérables créérait un obstacle presque insurmontable au muscle cardiaque qui a pour fonction d'assurer la propulsion du sang dans les vaisseaux;

4° Artériosclérose très avancée ;
5° Anévrysme ;
6° Néphrite avancée ;
7° Cirrhose du foie avancé ;
8° Malaria à son apogée ;
9° Tuberculose intestinale ;
10° Syphilis ;
11° Dégénérescence amyloïde ;
12° Maladie d'Addison.

Dr E. GANS,
Médecin consultant aux eaux de Karlsbad.

Karlsbad, avril 1897.

Karlsbad et ses Environs

I

GÉNÉRALITÉS

1. *Situation*. — Karlsbad est situé dans la partie nord-ouest de la Bohême, par 50° 13′ 22″ de latitude nord et 10° 33′ de longitude est de Paris, dans l'étroite et pittoresque vallée du Tepl qui se jette dans l'Eger, affluent de l'Elbe, au-dessous de la ville. Le point où la source thermale du Sprudel se déverse dans le Tepl se trouve à 380 mètres au-dessus du niveau de la mer, mais les montagnes qui avoisinent immédiatement Karlsbad et qui sont admirablement boisées atteignent jusqu'à 635 mètres d'altitude.

La température moyenne de l'année est de 7° 6′, celle de la saison balnéaire de 14° 4′ et la hauteur barométrique moyenne de 728 millimètres.

Karlsbad est la ville d'eaux la plus fréquentée de l'Autriche-Hongrie, la plus connue, la plus célèbre du monde entier, pourrait-on ajouter. Fondée en 1358, ainsi que l'établissent des documents officiels, elle compte actuellement 13,000 habitants et plus de mille feux. Le nombre des baigneurs, en 1896, s'est chiffré par 41,800, non compris les personnes de passage et les touristes proprement dits.

2. *Chemins de fer*. — Karlsbad est une station de la ligne de Bouschtierad (réseau nord-ouest de la Bohême) ; des rela-

tions directes la mettent en communication rapide avec toute l'Europe; pendant la saison, des trains spéciaux y aboutissent de toutes les directions. Karlsbad est à 9 heures 1/4 de Berlin, 20 heures de Budapest, 5 heures de Dresde, 10 heures 1/4 de Francfort-sur-Mein, 18 heures 1/2 de Hambourg, 16 heures 1/4 de Hanovre, 17 heures 1/4 de Cologne, 8 heures de Munich, 29 heures de Paris, 11 heures 1/2 de Stuttgart, 7 heures 1/2 de Vienne.

3. *Passeports, douanes, monnaies.* — L'étranger n'a à se préoccuper ni de passeports, ni d'autres pièces analogues.

En ce qui concerne la douane, il ne faut pas perdre de vue que les cigares et le tabac étant monopolisés en Autriche, ils sont frappés de droits très élevés à l'entrée et que la tolérance ne va pas au delà d'une dizaine de cigares par voyageur au passage de la frontière. Les bagages portés à la main sont visités à la station frontière, les bagages enregistrés ne subissent cette formalité qu'à Karlsbad même. Les médicaments ne sont pas admis à l'entrée en Autriche ; les baigneurs ne devront donc pas s'en faire expédier de l'extérieur.

L'unité monétaire est actuellement le florin *(gulden)* qui se subdivise en 100 kreuzers et vaut approximativement 2 francs. Cependant il a déjà été mis en circulation les pièces suivantes du nouveau système monétaire austro-hongrois :

A) Or :

Pièce de 20 couronnes (kronen) = 10 florins = 20 fr.
   —   10   —   = 5   —   = 10 fr.

B) Argent :

Pièce de 1 couronne = 50 kreuzers = 1 fr.

C) Nickel :

Pièce de 20 hellers = 10 kreuzers = 0 fr. 20.
   —   10   — = 5   —   = 0 fr. 10.

D) Bronze :

Pièce de 2 hellers = 1 kreuzer = 0,02.
   —   1   — = 1/2   —   = 0,01.

Les changeurs sont nombreux à Karlsbad de sorte qu'il est

toujours facile de s'y procurer la monnaie nationale aux cours du jour.

4. *Logement, nourriture*. — Par suite du grand développement qu'a pris la ville dans ces dix dernières années, aménageant intelligemment les constructions anciennes ou multipliant de luxueuses et confortables constructions nouvelles, il n'est pas possible, même au plein de la saison, que des nouveaux venus ne trouvent pas à se loger. Les baigneurs qui ont en vue un quartier déterminé ou une maison de leur choix feront bien toutefois de s'assurer d'un logement au préalable.

L'étranger qui arrive sans avoir pris cette précaution agira sagement en descendant d'abord dans l'un des nombreux hôtels, pour se mettre ensuite à la recherche d'un appartement. Les maisons qui en ont de disponibles l'indiquent par des pancartes. Le nouveau venu doit se défier des « Agences de locations » (*Wohnungs-Agenten*) qui harcèlent l'étranger à la gare et dans les rues et l'importunent de leurs offres ; elles n'ont souci que de la double commission prélevée par elles sur le propriétaire et sur le locataire.

Pour la nourriture, rien n'est plus aisé que de se la procurer dans les meilleures conditions dans les hôtels et les restaurants qui abondent. Tous ces établissements ont constamment à la disposition de leurs clients des aliments en rapport avec la cure (*curgemässe Speisen*). On peut également se faire envoyer ses repas de l'hôtel, mais, pour le cas où l'on ne voudrait pas manger au restaurant, il est toujours possible d'obtenir certains plats — notamment le déjeuner — chez les particuliers.

Les locations sont réglées par l'*Ordonnance sur les loyers à Karlsbad*, ordonnance légale dont voici le texte officiel :

1° Tout étranger venant faire usage des bains peut louer un appartement pour un temps déterminé ou indéterminé. Pour la location et ses diverses conditions on s'en rapporte aux conventions orales ou écrites.

2° Si l'on a loué pour un temps déterminé — par exemple une semaine, quinze jours, quatre ou six semaines, etc., — la convention est en vigueur pour tout le temps expressément déterminé et elle cesse à la fin du délai sans qu'il y ait besoin de congé préalable, à moins pourtant qu'il y ait eu dans l'intervalle une prolongation ou d'autres conditions que l'on considère alors comme une nouvelle convention.

3° Il est d'usage que l'on paie le loyer par semaine et cette circonstance n'influe en rien sur la convention.

4° Pendant toute la durée de la location pour un temps déterminé, le baigneur ne peut subir aucune augmentation de la part de son propriétaire.

5° Si un appartement est loué pour un temps indéterminé, on suppose dans les cas douteux et quand il n'y a pas de conditions spéciales, que le baigneur a loué l'appartement pour la durée ordinaire du traitement, c'est-à-dire pour quatre semaines et il ne peut y avoir pendant ce temps aucune augmentation du prix convenu au moment de la location.

Si le locataire a l'intention dans ce cas de quitter l'appartement à la fin de la quatrième semaine ou bien que le propriétaire veuille le louer à d'autres personnes, il faut donner congé une semaine d'avance. Si cette formalité n'a pas eu lieu, la convention est considérée comme location pour un temps indéterminé et peut cesser alors en tout temps si l'on donne congé huit jours d'avance.

6° Si cependant l'on a loué expressément par jour ou par semaine, il faut donner congé vingt-quatre heures (d'avance) dans le premier cas, huit jours dans le second. Le congé peut être donné par le locataire et par le propriétaire.

7° La semaine de congé doit correspondre exactement à la semaine de location écoulée. Elle se compte à partir du jour où commence l'obligation de payer pour l'appartement loué.

Si le congé se donne dans le cours d'une semaine, on le

considère comme s'il avait été donné à la fin de la semaine.

La semaine compte pour sept jours.

8° Si le baigneur a loué pour un temps indéterminé, ou par semaine, et qu'il veuille quitter subitement son appartement, il doit payer outre le loyer de la semaine courante le montant d'une semaine de loyer comme indemnité, mais il n'a plus aucun droit sur l'appartement et ne peut le sous-louer.

Si l'on a loué par jour, l'indemnité consiste à payer un jour de location en plus.

9° Tout propriétaire a le droit d'exiger des arrhes du locataire. Ces arrhes ne doivent pourtant pas dépasser le montant d'une semaine de location. Ces arrhes servent de dédit si le locataire n'entre pas dans son appartement dans le courant de la première semaine et ne donne pas au propriétaire des garanties assez grandes pour assurer ce dernier qu'il remplira quand même les conditions de la convention. Dans le cas où le locataire ne donne pas les garanties suffisantes, le propriétaire a le droit de disposer de son appartement à la fin de la première semaine.

10° Dans les hôtels et les auberges, l'étranger a le droit de quitter son appartement chaque jour et de ne le payer que par jour. Mais si un étranger loue un appartement dans un hôtel à un prix déterminé et non à tant par jour pour un temps déterminé ou non, les conditions des maisons particulières ont alors force de loi.

11° Si le propriétaire ne remplit pas les conditions de la convention et que, par exemple, l'étranger ne reçoive pas les objets nécessaires ou convenus; s'il est prouvé que l'appartement est malpropre, humide et malsain; si l'on découvre plus tard des défauts que l'on ne pouvait pas connaître au moment de la location et qui lèsent le locataire dans ses droits sans que le propriétaire puisse y remédier, le locataire a le droit de quitter cet appartement sans donner congé ni aucune indemnité, mais après avoir simplement payé le loyer pour la durée de la jouissance réelle.

12° Dans ce cas le locataire doit fournir la preuve des conditions convenues et des défauts énoncés.

S'il n'y a pas de convention écrite et que la convention orale ne puisse pas être prouvée, la feuille d'inscription qui contient une rubrique spéciale pour la durée du séjour qu'on a en vue fournit la preuve. Nous ferons remarquer ici aux propriétaires qu'ils doivent faire remplir la feuille d'inscription par les étrangers eux-mêmes, car sans cela l'assertion contraire du locataire aurait force probante.

13° Les locataires n'ont pas à payer d'indemnité particulière pour l'usure ordinaire des meubles, lits et ustensiles, seulement :

a) Si le locataire détériore ou brise quelque chose, il doit payer une indemnité.

b) Si le locataire fait une longue et dangereuse maladie qui exige beaucoup plus de linge, il a à payer une indemnité pour les effets et le linge qu'il a employés et, s'il les a mis hors d'usage, il doit donner un dédommagement correspondant à la valeur de ces objets.

14° Tout baigneur a le droit de prendre son café, ses repas et ses bains où bon lui semble et de faire laver son linge où il le désire.

Toute atteinte portée à ce droit, même quand elle est imposée au baigneur au moment de la location, n'a aucune valeur ; elle ne donne aucun droit au propriétaire et peut avoir au contraire pour suite l'annulation immédiate de la convention sans congé préalable.

15° Le prix du loyer ne comprend généralement pas le service à moins que l'appartement ait été loué y compris le service pour tel ou tel prix. Ordinairement le prix du service se traite de gré à gré ou d'après les usages reconnus de la maison.

Cependant si le prix du service est reçu par le propriétaire d'une manière fixe avec le compte de semaine ou du mois et payé par le baigneur, les domestiques n'ont pas le droit de réclamer un pourboire supplémentaire et le baigneur n'y peut être obligé.

Sous le nom de service, on entend les travaux ordinaires tels que mise en ordre et nettoyage des chambres, approvisionnement d'eau et d'autres choses nécessaires, enfin quelques autres petites fonctions. Mais le service ne comprend pas le repassage des effets d'habillement, le lavage, la couture, le nettoyage des chaussures et des habits et les soins à donner aux malades.

16° Tous les procès se rapportant aux loyers doivent être portés devant l'administrateur royal et impérial de l'arrondissement (bureau de l'administration, Neue Wiese, deuxième étage). L'administrateur entreprend l'arrangement en justice de paix, essaie d'accommoder les parties à l'amiable et les renvoie en justice quand elles ne peuvent s'arranger.

Quand les parties le demandent, l'administrateur royal et impérial doit prononcer un jugement en justice de paix.

II

DESCRIPTION

La ville (*rues, places, monuments, etc.*). — La gare de Karlsbad est située sur la rive gauche de l'Eger tandis que la ville se trouve sur la rive droite.

Le voyageur qui arrive par chemin de fer traverse donc Neufischern et atteint en quelques minutes le pont de l'Empereur François-Joseph (*Kaiser Franz-Josef-Brücke*); ce pont franchi, il est dans l'enceinte de la ville et a devant lui la *Kaiser Franz-Josef-Strasse*.

En suivant celle-ci on atteint au premier carrefour : à

gauche la *Morgenzeile* qui mène au *Kaiser Franz-Josef-Park*;
à droite une rue qui débouche dans la *Bahnhof-Strasse*, puis
dans la *Habsburger-Strasse* et gagne *Donitz* où se trouvent
installés les divers établissements industriels municipaux
(usine hydraulique, usine à gaz, usine à électricité).

Le voyageur qui continue à suivre la *Kaiser Franz-Josef-
Strasse* arrive à l'extrémité de celle-ci, au *Franzensbrücke*,
jeté sur le Tepl. Si l'on reste sur la rive gauche de la rivière
et qu'on remonte celle-ci, on rencontre d'abord la *Gartenzeile*
au bout de laquelle on a, à gauche le parc de la ville (*Stadtpark*) et les bains militaires (*Militärbadhaus*) et à droite la
jolie *Parkstrasse* conduisant au *West-End*, quartier très
moderne, très élégant, tout en charmantes villas. La synagogue
se trouve dans la *Parkstrasse*, l'église russe dans le West-End
ainsi que les bains (pour officiers) de la croix blanche (*Offizier-
badehaus vom weissen Kreuze*).

En reprenant la *Gartenzeile* aux Bains militaires pour se
diriger vers le Tepl, on a vite devant soi le casino municipal
(*Städtisches Kurhaus*). Les sous-sols de cet établissement
renferment les bains de boue (*Moorbäder*), le rez-de-chaussée
les bains d'eau minérale et les bains de vapeur, en deux
sections, l'une pour hommes et l'autre pour dames; enfin le
premier étage, le restaurant, les salles de lecture et de
concert.

Du casino et toujours en remontant le Tepl, on gagne le
Mühlbrunn-Quai où se trouve la source du Rocher (*Felsenquelle*)
et immédiatement derrière celle-ci la magnifique galerie de la
source du Moulin (*Mühlbrunnen-Kolonnade*). C'est dans cette
galerie même que jaillissent les sources suivantes : *Mühlbrunn,
Neubrunn, Bernhardtsbrunn, Theresienbrunn, Elisabethquelle.*

De la *Mühlbrunn* on prend la *Mühlbadgasse* dont la
première construction à gauche est l'hôtel de ville (*Stadthaus*).
Le premier étage comprend le cabinet du bourgmestre et la
caisse municipale; le second, les services de la police et le

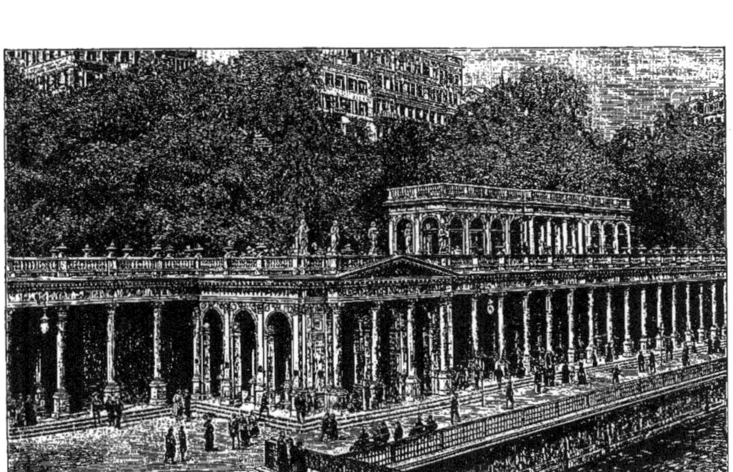

COLONNADE DE MÜHLBRUNN

bureau des déclarations (*Meldungsamt*); le troisième étage héberge divers services (téléphone, eaux et forêts, etc.). La *Mühlbadgasse* monte à la place du Marché (*Marktplatz*) qui, malgré son exiguïté due à la conformation du terrain, peut être regardée comme le centre de Karlsbad. C'est ici que se trouve à gauche le bureau central des postes et télégraphes, bureau auquel fait face à droite la galerie de la source du Marché (*Marktbrunn-Kolonnade*) contenant deux sources : la *Marktbrunn* et la *Kaiser-Karls-Quelle*.

La voie qui de la place du Marché monte dans la direction de l'ouest passe d'abord devant la source du Château (*Schloss-brunn*), qui jaillit à peu de distance en arrière de la source du Marché et qui a également une galerie (*Schlossbrunn-Kolonnade*), moins monumentale cependant par suite du manque d'espace.

En continuant à monter dans la même direction on atteint le sommet du *Schlossberg*. Au-dessus de la Schlossbrunn on rencontre à gauche la *Hirschsprunggasse* et à droite la place du Château (*Schlossplatz*) à l'extrémité de laquelle se dresse la tour de la ville (*Stadtthurm*), construite sur un rocher escarpé dominant la place du Marché. Elle date de 1608 et occupe l'emplacement d'un pavillon de chasse que l'empereur Charles IV y avait fait édifier en 1358. Autrefois on saluait du haut de cette tour par des sonneries de trompettes l'arrivée de nouveaux baigneurs.

La seconde voie se détachant à droite de la Schlossbergstrasse est le chemin du parc Marie-Thérèse (*Theresienpark*) qui se trouve derrière la galerie de la Mühlbrunn et renferme de fort jolies promenades.

Il y a sur la hauteur du château même (*Schlossberg*) de nombreuses et élégantes villas, des hôtels très bien tenus et très confortables et ce quartier est aussi fort recherché par les baigneurs. L'église anglicane est à l'extrémité du Schloss-berg, à gauche.

En continuant dans la direction de l'ouest on redescend dans le West-End dont nous avons déjà parlé. Mais en revenant sur ses pas jusqu'à la place du Marché et en traversant celle-ci vers le Tepl on atteint le Vieux Pré (*Alte Wiese*).

Cette partie de la ville qui n'était qu'une prairie jusqu'en 1828, forme aujourd'hui le quartier le plus fashionable de Karlsbad. Cette large voie est bordée à gauche de fort belles

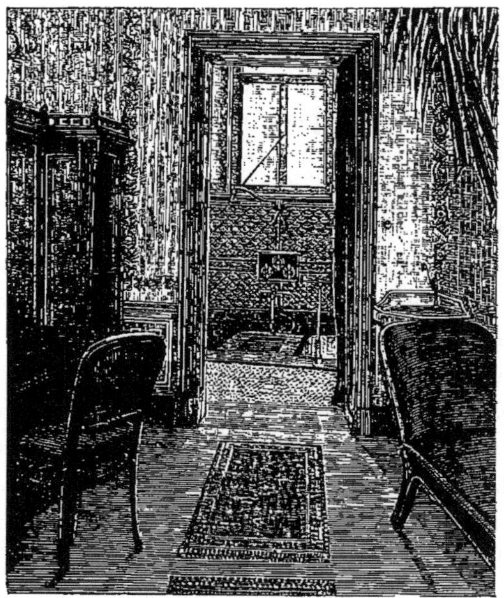

CABINE DE BAIN AU KAISERBAD

constructions et se double à droite d'une magnifique avenue de châtaigniers derrière laquelle, sur toute la longueur de la promenade, des magasins connus à Karlsbad sous le nom de boutiques alignent leurs coquets étalages.

L'Alte Wiese se termine aux jardins Pupp (*Pupp'sche Anlage*) par lesquels on arrive à la place Goethe (*Goethe-Platz*); à l'entrée de celle-ci le monument de Goethe. La ville proprement dite finit là et les établissements situés au delà de ce point seront mentionnés dans une autre section.

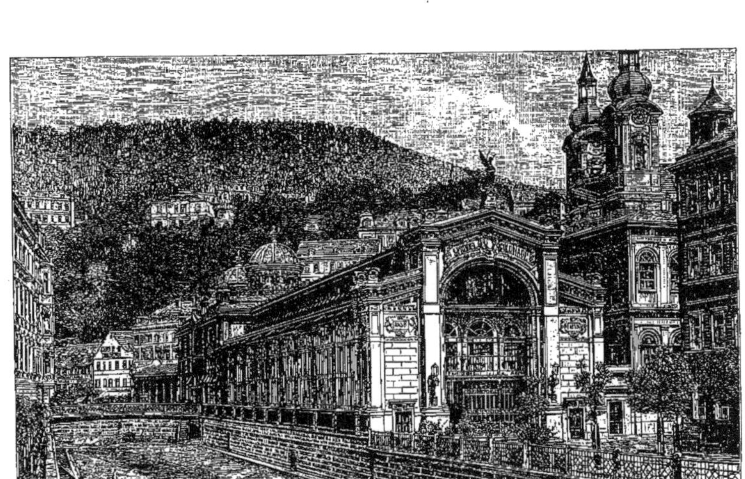

COLONNADE DU SPRUDEL (EXTÉRIEUR).

Pour passer sur la rive gauche du Tepl, il faut franchir le pont Smeihkal qui se trouve tout près du monument de Goethe et qui mettra le voyageur devant la façade principale des bains de l'Empereur (*Kaiserbad*).

Cet établissement magnifique construit dans le style renaissance réunit tout ce que l'art peut ajouter au luxe et au confort. Dans le vestibule se trouvent, en plus de la loge du concierge et des guichets de la caisse, le cabinet de l'inspection médicale, un salon d'attente pour hommes et un pour dames, un salon de coiffure, l'ascenseur.

Le rez-de-chaussée comprend deux installations complètes de bains froids — l'une pour hommes, l'autre pour dames, — seize cabines particulières pour le même traitement et huit cabines pour bains de vapeur ou inhalations; au premier étage, salons d'attente et cinquante-deux cabines pour bains de boue, dont quatre à cinq places, et enfin la salle de gymnastique médicale. Le second étage renferme vingt-cinq cabines pour bains thermaux et deux pour bains électriques.

Chaque cabine est tout un petit appartement et se compose de la cabine proprement dite, d'un cabinet de toilette, cabinet d'aisances. Toutes sont éclairées à l'électricité, chauffées à la vapeur et pourvues d'un appareil pour chauffer le linge; les parquets sont également chauffés.

Au-dessus du Kaiserbad, l'église évangélique se dresse au bord de la rivière sous des arbres.

En face de ces deux derniers édifices le voyageur trouvera la rue de Marienbad (*Marienbader-Strasse*) qui le conduira au Nouveau Pré (*Neue Wiese*). Cette voie qui longe le Tepl est bordée à droite de constructions assez à l'étroit entre la rue et le flanc escarpé de la montagne; tandis qu'à gauche de beaux châtaigniers ombragent la rive du Tepl.

C'est sur la *Neue Wiese* qu'est situé l'hôtel du gouvernement (*k. u. k. Amt*), résidence du commissaire d'arrondissement et siège du tribunal.

A l'extrémité de la *Neue Wiese*, on atteint la place du Théâtre (*Theaterplatz*) d'après le Théâtre municipal qui y a été élevé en 1886. Construction élégante dans le style Louis XV: il peut recevoir 650 spectateurs et est éclairé à l'électricité. De la mi-avril à la fin septembre on y donne des représentations quotidiennes; l'opérette et le vaudeville tiennent la plus large place dans le programme. (Pour les prix, voir page 89).

En prenant à droite du théâtre on arrive à la rue du Théâtre (*Theatergasse*) qui monte par une pente assez raide à partir de l'hôtel Hopfenstock; à son extrémité, l'école primaire et les cultures de M. Schmall, le rosiériste.

En descendant la rive du Tepl à partir du théâtre et en passant devant l'hôtel de l'Ecu d'or (*Goldener Schild*) quelques pas amènent devant la galerie du Sprudel (*Sprudel-Kolonnade*). Cette galerie qui date de 1879 est en verre et fer. En y pénétrant par l'entrée principale (côté de l'Écu d'Or) on se trouve d'abord dans un vaste hall qui sert de promenoir; des banquettes garnissent le milieu et le pourtour. Pendant la saison balnéaire, concert de 6 à 8 heures du matin dans ce hall par l'orchestre du casino.

On franchit une large porte vitrée et l'on arrive à la source du Sprudel (*Sprudelquelle*). Cette source intermittente jaillit à courts intervalles avec force bruit et écume jusqu'à 5 mètres de hauteur et retombe dans un large bassin de métal où elle est puisée pour les baigneurs à l'aide de gobelets munis de longs manches. Le Sprudel est la source la plus ancienne et la plus célèbre de Karlsbad; elle est la plus chaude de l'Europe. Du Sprudel on peut s'engager dans un vaste passage à l'extrémité duquel vient se rattacher la galerie; c'est dans ce second hall que se trouve la source Hygiéa de même température que le Sprudel, jaillissant au pied d'une colossale statue de bronze personnifiant la Médecine.

C'est dans ce hall également que sont prises toutes les

mesures nécessaires pour la recomposition chimique du bicarbonate décomposé par la concentration des eaux.

Si l'on suit le passage on revient sur la place du Marché, mais en gravissant quelques marches à droite et passant devant les Bains du Sprudel on atteint la place de l'Eglise (*Kirchenplatz*) sur laquelle se trouve l'église catholique.

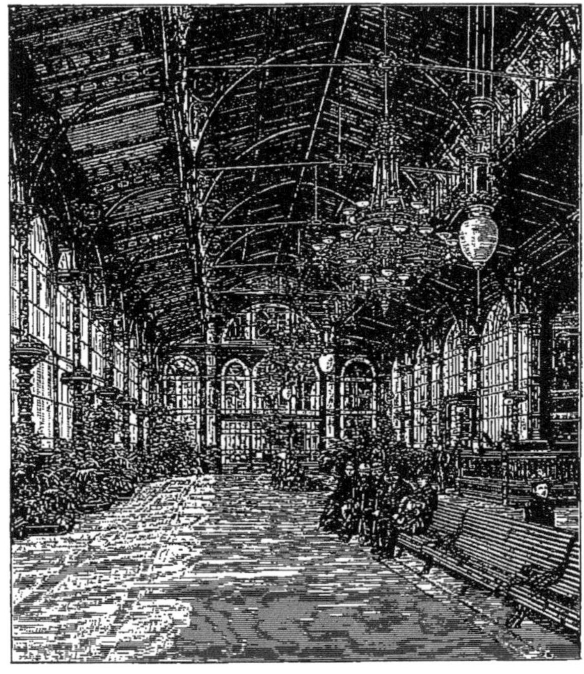

COLONNADE DU SPRUDEL (INTÉRIEUR).

Plusieurs rues y débouchent : la rue de Prague (*Pragergasse*) qui monte dans la direction de l'est et dans le prolongement de laquelle on trouve la rue Hélène (*Helenenstrasse*) et la côte de Sagabs (*Jacobsberg*); à gauche de la Pragerstrasse se détache la rue de l'Ecole (*Schulgasse*) fort raide également; on a à droite le Peters-Berg et à gauche le jardin de la ville (*Stadtgarten*) bien planté; au-dessus, la Schulgasse débouche dans la rue du Panorama (*Panoramastrasse*). Les édifices publics de ces deux dernières voies sont : deux écoles, un jardin d'enfants et la salle de gymnastique.

Le *Stadtgarten* renferme la statue de l'empereur Charles IV qui se dresse sur une colonne de granit haute de 9 mètres ; l'inscription porte : « à son fondateur, la cité reconnaissante. »

Ce monument a été érigé à propos du 500e anniversaire de la fondation de Karlsbad, en 1858. De ce point le regard embrasse toute la ville.

Le *Stadtgarten* a issue directement sur la *Panoramastrasse* et sur la promenade Étienne (*Stephans-Promenade*). Si l'on revient par cette dernière à la place de l'Église et que l'on continue à descendre le Tepl, on atteint la *Sprudelgasse* vers le milieu de laquelle bifurque à droite l'*Andreasgasse*, d'une déclivité exagérée ; les maisons y sont vieilles et de peu d'apparence. C'est le quartier ouvrier ; au haut de la rue Saint-André, se dresse l'église du même nom (*Andreaskirche*). En continuant à suivre la Sprudelgasse on passe devant la Caisse d'épargne (*Sparkasse*) — l'un des plus riches établissements financiers de la ville (plus de 10 millions de florins en dépôts) et on arrive au pont Sophie (*Sophienbrücke*) où commence la rue de la Croix (*Kreuzgasse*). Celle-ci a beaucoup gagné depuis la démolition des maisons longeant le Tepl. La rue de la Croix finit au pont du Casino (*Kurhausbrücke*) où elle est prolongée par la rue Impériale (*Kaiserstrasse*).

La rue du Sprudel, la rue de la Croix et la rue Impériale sont maintenant pavées en bois.

A la hauteur de l'hôtel Paradis, la *Kaiserstrasse* se divise et forme deux branches qui se réunissent près de la maison « Kaiser Wilhelm ». Par la rue de gauche on atteint les nouveaux bains (*Neubad*) dans lesquels sont installés des bains d'eaux thermales et des bains de boue.

La rue de l'Eger (*Egerstrasse*) commence non loin de la réunion des deux branches de la Kaiserstrasse. De même que toutes les voies précédentes situées dans la vallée même, elle est bordée d'arbres le long de la rivière tandis que sur l'autre côté les maisons sont resserrées entre la chaussée et la montagne. A l'extrémité de l'*Egerstrasse* se trouvent, à gauche, la direction des eaux, à droite une école et la douane. En cet endroit, nouvelle bifurcation : en passant le pont à gauche on se retrouve dans la *Kaiser Franz-Josef-Strasse* tandis qu'en remontant à droite par la rue de Bellevue (*Bellevuestrasse*) on regagne la rue du Panorama. L'hôpital est situé au point culminant de la *Bellevue-Strasse*.

Si on traverse la chaussée en ligne droite devant la douane, on a devant soi le quai de l'Impératrice-Elisabeth (*Kaiserin-Elisabeth-Quai*) où se trouve l'école moyenne ; la rue qui longe l'Eger ensuite — glacières et abattoirs de la ville — se dirige vers Drahowitz et Giesshübl-Sauerbrunn. Si au contraire on franchit le pont de bois jeté à gauche sur le Tepl on se trouve au bas du parc François-Joseph (*Franz-Josefs-Park*) et de la *Morgenzeile ;* à quelques pas en aval se trouve l'établissement municipal pour le traitement des eaux du Sprudel. En tournant en cet endroit, la voie remonte l'Eger et ne tarde pas à rejoindre le pont de l'Empereur-François-Joseph par lequel on a pénétré dans Karlsbad en descendant de la gare.

III

HOTELS

Il va de soi que dans une ville comme Karlsbad où des milliers d'étrangers affluent chaque année, les hôtels soient très nombreux et très bien compris — d'autant plus que la plupart de ces étrangers sont des malades : on trouvera donc partout des aliments et des boissons de première qualité. Les grands hôtels ne sont généralement ouverts que pendant la saison balnéaire ; dans tous le personnel parle non seulement allemand, mais encore français, anglais, etc. Tous ont également leur omnibus à la gare, mais comme les prix varient beaucoup, non seulement en conséquence du luxe et du confort des appartements, mais encore par suite de la situation et même de l'époque de la saison, le nouveau venu fera bien de s'informer des prix avant d'arrêter un hôtel.

Ces établissements peuvent être classés comme suit d'après leur importance : Grand Hôtel Pupp, Hôtel de l'Écu d'Or (*Goldener Schild*), Königsvilla[1], Hôtel Bristol, Hôtel Continental, Anger's Hôtel, Hôtel Kaiserbad.

Viennent ensuite : Hôtel Koch, Hôtel National, A la ville de Hanovre (*Stadt Hannover*), Hôtel Post, Hôtel Fassmann, Hôtel Paradies, Hôtel Loib, Rheinischer Hof, Erzherzog Karl, Hôtel de Lyon, etc.

Restaurants. — En dehors des hôtels précédemment cités, nous mentionnerons parmi les restaurants : Stadtpark, Hopfenstock, Oesterreichischer Hof, Weisshaupt, etc., etc.

Cafés. — A l'intérieur de la ville :

Le café Pupp, le plus beau de Karlsbad ;

Café de l'Eléphant, sur l'Alte Wiese (ouvert toute l'année) ;

Café du Théâtre (appartenant à l'*Ecu d'Or*) ;

Café de Vienne, dans la rue du Sprudel.

On trouvera dans tous les cafés un grand nombre de journaux en toutes langues.

Dans les environs de la ville :

Aberg-Restauration, au haut de l'Aberg, entouré de magnifiques promenades, bon café ;

Dreikreuzberg-Restauration, sur la montagne du même nom ; belle vue, chambre obscure ;

Freundschafts-Saal (Salle de l'Amitié), sur la route de Pirkenhammer, café bien tenu, beaux salons ;

Hirschensprung-Restauration (Restaurant du Saut du Cerf), belle vue ;

---

1. Königsvilla et l'hôtel Bristol sont placés sur une hauteur qui s'avance au cœur même de la ville et la domine.

Jägerhaus (café des chasseurs), sur le Schlossberg, grande salle de concert ;

Kaiserpark, sur la route de Pirkenhammer, belle situation bien abritée ; café très fréquenté ;

Klein Versailles, au-dessus du West-End, prix modérés ;

Kronprinzessin-Stefanie-Warte, le point le plus élevé de la région, vue magnifique. Bon café, bon restaurant, beaux salons, vaste terrasse ;

Park-Schönbrunn, café tranquille, près de Dorothea-Sauerling.

Posthof, sur la route de Pirkenhammer, très connu ; grand jardin et belle terrasse ;

Rudolfshöhe, au-dessus de la rue de Bellevue, café-brasserie ;

Sans-Souci, sur le Kiesweg, café restaurant, grands salons, grande terrasse ;

Schweizerhof, situation tranquille, près du pont Charles (Karlsbrücke) ;

Sanct-Leonhard-Restauration, en pleine forêt, au-dessous de l'Aberg, café-restaurant ;

Veitsberg-Restauration, sur le Veitsberg, au sommet du Plobenwald, café-restaurant.

Au *Jägerhaus*, au *Posthof*, à *Sans-Souci*, et au *Schweizerhof*, concerts pendant la saison, une ou plusieurs fois la semaine, le plus souvent de 4 à 6 heures du soir.

Le café (simple) coûte de 28 à 30 kreuzers. Par café *recht* on entend un café plutôt noir, par café *verkehrt*, un café plutôt blanc, par café *gleich*, un café composé d'autant de noir que de lait.

Un café contient deux tasses ; le consommateur qui ne désire qu'une tasse doit demander un petit capucin (*kleiner Capuziner*) ou un noir (*schwarz*). Deux personnes qui ne désirent qu'un café pour deux, ont droit à deux tasses blanches sans augmentation de prix. Le café est généralement excellent aussi bien dans les établissements publics que chez les particuliers.

Il est d'usage à Karlsbad d'acheter soi-même et d'emporter

ses pâtisseries ; les baigneurs pourront se les procurer soit chez Mannl, soit chez Pitrof, soit chez Stark (tous les trois sur le Vieux Pré).

Dans tous ces cafés le service est fait par des femmes portant un uniforme. Chacune d'elles a sur la poitrine un numéro placé bien en évidence ; il est bon, en payant, de prendre ce numéro pour prévenir des contestations.

IV

MOYENS DE LOCOMOTION

1. *Voitures de place.* — Karlsbad possède actuellement 50 fiacres et 120 remises, plus 86 véhicules appartenant soit à des hôtels soit à des particuliers qui n'ont pas, comme les voitures de place, le droit de stationnement.

Voici les points de la ville où les baigneurs sont sûrs de trouver des voitures toute la journée :

1º Entrée de la Partenzeile, près du Franzensbrücke ;

2º Angle de la Parkstrasse, près des bains militaires ;

3º Place du Marché ;

4º Sur le Schlossberg, en face de l'Hôtel Bristol ;

5º Près du Kaiserbad ;

6º Près de l'Écu d'Or ;

7º Sprudelgasse, près de la Caisse d'épargne ;

8º Entrée de la Kaiserstrasse, vis-à-vis le Casino ;

9º Près du Neubad ;

10º Egerstrasse.

2. *Tarifs des voitures.* — *A.* — A l'intérieur de la ville :

	à 1 chev. fl.	à 2 chev. fl.
Pour le premier quart d'heure.	0.50	»
Pour la première demi-heure.	0.80	1.20
Pour chaque quart suivant.	0.20	»
Pour chaque demie suivante.	»	0.60

à partir du moment où l'on arrête la voiture.

B. — D'un point quelconque de la ville pour :

	à 1 chev. fl.	à 2 chev. fl.
Sans-souci, Schœnbrun, Posthof.	0.70	1.00
Neufischern (jusqu'aux Variétés)	0.80	1.20
Neufischern (Brasserie Weber).	1.00	1.50
Drahowitz, Freundschaftssaal, Kaiserpark, Jägerhaus. Donitz (cimetière et établissement des eaux).	1.20	1.80
Pirkenhammer (Rest. Liebold).	1.50	2.20
Zettlitz, pont de Schwarzenberg, Aich, Dallwitz, Alt-fischern, Pirkenhammer (usines incluses).	2.00	3.00
Altrohlau, Aberg, Leonhard, Bergwirthshaus, Stefanie-warte.	2.60	4.00
Pour l'aller seulement. En cas de retour, il est dû en sus, pour le stationnement et le trajet de retour, par demi-heure.	0.40	0.60

C. — Excursions (Aller, retour et stationnement maximum de 3 heures, compris) d'un point quelconque de la ville :

1° Trajets directs :

	à 1 chev.	à 2 chev.
Schlackenwerth, Lichtenstadt, Tuppelsgrün ou Engelhaus.	4.50	7.00
Elbogen, Giesshübl, Puchstein ou Manufacture de Porce-laine	5.00	8.00
Petschau	6.00	9.00
Joachimsthal	7.00	10.00

2° Itinéraires variés :

	à 1 chev.	à 2 chev.
Aich par Pirkenhammer.	4.00	6.00
Sanct Leonhard et retour par Aich.	4.00	6.00
Zettlitz, Altrohlau et Donitz.	4.00	6.00
Fischern, Putschern, Kellerberg et Altrohlau	4.60	7.00
Pirkenhammer, Funkenstein (les voitures attendent à la Manufacture de Porcelaine).	5.00	9.00
Schlackenwerth et retour par Lichtenstadt.	6.00	9.00
Fischern, Altrohlau, Tuppelsgrün, Edersgrün et Lichten-stadt	6.00	9.00
Elbogen (les voitures stationnent à Hans Heiling) et retour par Aich ou Pirkenhammer.	6.00	9.00
Funkenstein et Schneidmühl (la pierre enragée) voitures laissées au déversoir de la Manufacture	6.00	9.00
Pirkenhammer, Funkenstein, Kohlau, Schneidmühl, Es-penthor	6.00	9.00
Même excursion avec Engelhaus	7.00	10.00

	à 1 chev. fl.	à 2 chev. fl.
Elbogen, Schlaggenwald et Pirkenhammer.	7.00	10.00
Giesshübl et retour par la chaussée de Schlackenwerth. .	7.00	10.00
Drahowitz, vallée du Soosbach, Bergswirthshaus et Stefanie-Warte	5.00	8.00
Même excursion en comprenant Giesshübl-Puchstein . . .	7.00	10.00

D. — De la gare :

	à 1 chev. fl.	à 2 chev. fl.
Pour un point quelconque de la ville ou *vice versa*.	1.10	1.80
De 9 heures du soir à 6 heures du matin.	1.40	2.30
Par demi-heure en sus si l'on garde la voiture après la course	0.40	0.60
Pour l'une des localités mentionnées aux paragraphes B et C, ou *vice versa*, supplément ou détaxe fixe suivant que ces localités sont sur la rive gauche ou sur la rive droite de l'Eger	0.60	1.20
Par demi-heure dans le cas où la voiture est utilisée à l'intérieur de la ville au cours d'une excursion.	0.40	0.60
Par demi-heure d'attente ou de trajet en cas de retour (ne concerne pas les excursions du paragraphe C).	0.40	0.60

Pour les courses des paragraphes B et D il est accordé dix minutes pour le trajet de la station au domicile; ce délai est de quinze minutes pour les courses du paragraphe C (ce délai ne donne droit à aucune indemnité). Si dans ce dernier cas le stationnement au départ a dépassé un quart d'heure, aucune indemnité de ce fait ne doit être payée si le stationnement de trois heures, compris dans le prix de la course, n'est pas utilisé entièrement; si ces deux stationnements ont dépassé ce temps il est dû par demi-heure supplémentaire 40 ou 60 kreuzers, suivant que la voiture est à un ou à deux chevaux.

Supplément de bagages (chargés sur le siège du cocher ou à l'arrière), 30 ou 50 kreuzers.

La voiture à un cheval n'est pas obligée de charger plus de 60 kilog., celle à deux chevaux plus de 100 kilog.

De neuf heures du soir à six heures du matin les prix de ce tarif sont augmentés de 50 0/0.

Les péages sont à la charge du voyageur.

A la gare et sur la place du Marché des voitures stationnent à toute heure du jour et de la nuit.

Les voitures à un cheval doivent recevoir deux personnes et celles à deux chevaux quatre personnes que ce soit au départ ou en cours de route et ce sans augmentation de prix. Les enfants au-dessous de deux ans ne comptent pas, ceux au-dessous de douze ans comptent pour demi-place.

3. *Anes (d'attelage ou de bât).* — Ce service est assuré par la municipalité et les demandes doivent être faites à la caisse de la ville (première porte de la Mühlbadgasse) qui, contre versement de la location, délivre des récépissés valables pour un jour déterminé seulement. Le prix est le même pour les animaux attelés ou montés; ils sont :

Pour la journée.	4 fl. 50
(En location pour plusieurs semaines, 4 florins)	
Pour la demi-journée.	3 fl. »
Promenade en ville ou dans la campagne.	» fl. 80

Le prix de la journée entière est perçu quand un âne loué pour la matinée n'est pas rendu à une heure de relevée. Les voitures à ânes ne peuvent recevoir qu'une personne ou deux enfants.

Les conducteurs sont munis d'une instruction qu'ils sont tenus de présenter à toute réquisition.

4. *Omnibus.* — 1° De ou pour la gare : Plusieurs omnibus des postes et tous les omnibus des différents hôtels à tous les trains. Prix : 40 kreuzers et 10 kreuzers par colis pouvant se charger sur la galerie.

2° Pour *Aich* (manufacture de porcelaine), deux départs par jour (de la *Neue Wiese*, près de l'Anger's Hôtel), aller et retour : 50 kreuzers.

3° *Dallwitz* (manufacture de porcelaine et chêne de Körner), deux départs, à 2 heures et à 4 heures (voitures sur la place du Docteur Becher); départ de Dallwitz à 6 heures et à 7 h. 1/2. Aller et retour : 50 kreuzers.

4º *Fischern* (manufacture de porcelaine); départ de la Kaiserstrasse, vis-à-vis la Felsenquelle à 2 h. 1/2 et à 3 h. 1/2, retour à 6 heures et à 7 heures. Billets au bureau et au Lion d'Or. Aller et retour : 30 kreuzers.

5º *Giesshübl-Sauerbrunn* : départ à midi de la place du Théâtre. Le service est fait par un grand omnibus (quatre chevaux, vingt places) et des voitures supplémentaires suivant les besoins. Aller et retour : 1,50 florins.

6º *Keilberg*, près Joachimsthal. Départ tous les jours dans la belle saison, mais la ligne de chemin de fer Schlackenwerth-Joachimsthal modifiera prochainement cet itinéraire. Départ à 9 heures du matin, en face de la Felsenquelle; arrivée à Joachimsthal vers 11 h. 1/2; déjeuner; départ de Joachimsthal à une heure, arrivée au Keilberg vers 2 h. 1/2, départ du Keilberg à 5 heures, retour à Karlsbad vers 8 heures du soir. Aller et retour : 3 florins.

7º *Meierhöfen* (verreries). Omnibus en face la Felsenquelle, billets à l'Écu d'Or; deux départs tous les jours, à 2 heures et à 4 heures. Aller et retour : 30 kreuzers.

8º *Pirkenhammer*. Quatre départs tous les jours, départ de la place du Théâtre. Aller et retour : 30 kreuzers, pour le Posthof ou la Freundschaftssaal; 40 kreuzers, pour Pirkenhammer ou la manufacture de porcelaine.

9º *Krondorf* (source alcaline). Si on ne veut pas s'y rendre par chemin de fer (descendre à *Hauenstein-Warte*), on peut prendre l'omnibus (un départ tous les jours, place du Docteur Becher), billets à l'Ecu d'Or, départ à 10 heures du matin, arrivée à Krondorf à 1 heure; au retour départ à 5 heures, arrivée à Karlsbad vers 8 heures. Aller et retour : 2 florins.

Enfin on peut encore faire les excursions suivantes à l'aide des omnibus :

1º Karlsbad, Drahowitz, Sauerbrunn, Soosbch, Stephanie-Warte (restaurant) et retour par Berghäuseln et la Kunststrasse (départ du pont Sophie à 9 h. 30 et à 2 h. 30. Au retour départ du Stephanie-Warte à 1 heure, arrivée à Karlsbad à 6 heures. Prix : 1 florin, aller et retour ou 80 kreuzers pour Karlsbad-Stephanie-Warte et 40 kreuzers pour Stephanie-Warte-Karlsbad).

2° Karlsbad-Hammer, Aich, Hans Heiling et retour par Donitz (deux départs tous les jours, à 11 heures et à 2 heures de la place du Docteur Becher. Au retour les voyageurs du premier départ sont pris à 5 heures aux arrêts Hans Heiling et Schloss Aich; ceux du deuxième départ, à 7 heures. Prix de l'excursion: 1 florin.)

RENSEIGNEMENTS DIVERS

1. *Théâtres, concerts*, etc. — *Théâtre. a*) Théâtre municipal (*Stadttheater*), sur la Neue Wiese, peut contenir 650 spectateurs. Saison : de la fin d'avril au 15 octobre. Construction élégante, bien aérée, éclairée à l'électricité. On y joue de préférence l'opérette et le vaudeville.

PRIX DES PLACES :

Avant-scènes (6 places)	12 fl. »
Loges de parterre (4 places)	7 fl. »
Parterre (3 premiers rangs)	2 fl. »
— (les autres rangs)	1 fl. 50
Balcon, 1er rang	2 fl. »
— 2e rang	1 fl. 50
— 3e et 4e rangs	1 fl. 20
Loges du 1er étage (5 places)	8 fl. »
Loges du milieu, le fauteuil, 1er rang	2 fl. 50
— — 2e rang	1 fl. 60
Loges du 2e étage, le fauteuil, 1er rang	1 fl. 20
— — autres rangs	1 fl. »
Loges de côté, 1er rang	1 fl. 10
— 2e et 3e rangs	» fl. 70
Amphithéâtre (assis)	» fl. 50
— (debout)	» fl. 20

En location : 50 kr. par loge, 10 ou 20 kr. par place.

Comme les prescriptions du traitement médical gouvernent

tout à Karlsbad, les représentations ont lieu de 6 heures 1/2 à 9 heures du soir.

b) Théâtre des Variétés (Hôtel Weber) à Neufischern, près du pont François-Joseph. Divertissements les plus variés, représentations tous les soirs pendant la saison. Restaurant. Omnibus le soir pour la ville (20 kreutzers).

c) Concerts : A mentionner en première ligne les concerts du Casino (tous les jours de 6 à 8 heures du matin dans la ga-

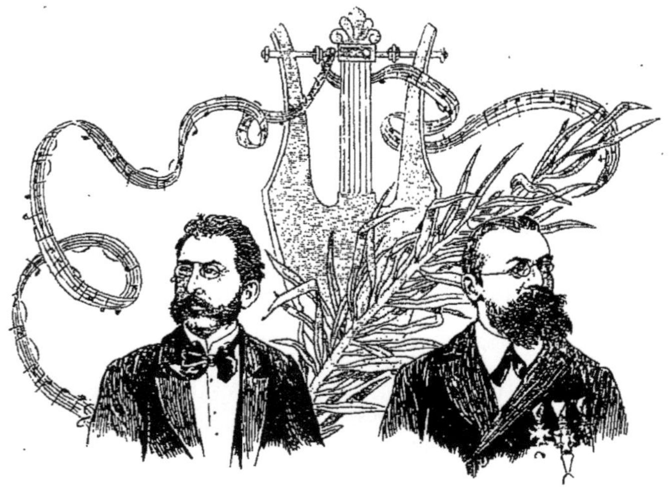

lerie du Sprudel et du Mühlbrunn, le mardi et le vendredi de 4 à 6 heures par la musique du Casino également au Posthof, concert symphonique le vendredi). La même société joue aussi l'après-midi et le soir au Stadtpark, puis — une section seulement — une fois par semaine au café du *Park Schönbrunn.*

La société des concerts de Karlsbad (*Karlsbader Concert-Kapelle*) joue de son côté dans plusieurs grands établissements (notamment à l'*Écu d'Or*, le lundi et le jeudi soir). Vient ensuite l'orchestre Eberhardt qui se fait entendre tous les soirs aux Variétés et tous les jours au *Jägerhaus* et à *Sans-Souci* (alternativement).

Les journaux quotidiens de Karlsbad donnent régulièrement tous les programmes; ils sont distribués gratuitement dans les concerts.

En dehors de ces concerts réguliers il y en a encore un grand nombre pendant la saison par des artistes ou des troupes de passage ou par des musiques militaires (établissement Pupp, le samedi soir et le dimanche après-midi), par des chanteurs tyroliens ou des musiciens tziganes (trois fois par semaine au café Impérial). Soirées dansantes tous les samedis au Casino. Prix d'entrée : 1 fl. 50 kreutzers; galeries 60 kreutzers. Les dames y sont admises en toilette de ville.

Parmi les autres distractions il faut citer le lawn-tennis (deux places de jeu, près de la source Stephanie et près du *Jägerhaus*), les stands de la société municipale de tir et du Posthof (dans ce café, carabines à air, cibles mouvementées).

2. *Taxes (balnéaire et musicale).* — Tout étranger faisant à Karlsbad un séjour de plus d'une semaine, qu'il suive ou non un traitement balnéaire, peut être soumis à la taxe des eaux qui comprend quatre classes : 1re classe, 10 florins; 2e 6 florins; 3e 4 florins; 4e (enfants et domestiques) 1 florin. La taxe de musique correspondant à ces quatre classes est respectivement de 5 florins pour la 1re, 3 florins pour la 2e et 2 florins pour la 3e.

Les personnes exemptes de la taxe balnéaire n'en paient pas moins la taxe musicale. Cette dernière est réduite de moitié pour les étrangers séjournant à Karlsbad du 2 septembre au 15 avril.

Toutes les réclamations au sujet de ces taxes doivent être soumises au bourgmestre (Hôtel de ville, premier étage).

3. *Police.* — Les bureaux de police et de déclarations se trouvent à l'Hôtel de ville (2e étage). Il va de soi que dans une ville où affluent les étrangers de toutes nationalités en aussi grand nombre qu'à Karlsbad, les mesures les plus minutieuses sont prises pour assurer le respect de la personne et de la propriété de chacun. Comme il est important surtout de pro-

téger les baigneurs contre les escrocs de marque qui peuvent les exploiter, le service de la police comprend en outre de quarante agents en uniforme un certain nombre d'agents secrets. De plus quarante surveillants ont pour mission de maintenir l'ordre et la sécurité dans les environs de la ville et de veiller notamment à ce que les promeneurs ne soient pas importunés par les mendiants.

4. *Commissionnaires.* — Les bureaux du *Dienstmann-Institut* (Institut des Commissionnaires) se trouvent à l'*Ananas*, sur la place Becher; c'est là que les demandes et les réclamations doivent être faites.

Le tarif officiel et reconnu établit :

1° Courses et petits travaux (colis au-dessous de 15 kilog.), 15 kr. pour 1/4 d'heure, 20 kr. la 1/2 heure, 30 kr. l'heure, et 20 kr. ensuite par demi-heure.

2° Services domestiques et travaux plus forts, courses en dehors de la ville : 20 kr. le 1/4 d'heure, 30 kr. la 1/2 heure et 40 kr. l'heure (25 kr. par demi-heure supplémentaire).

3° De ou par la gare : 60 kr. jusqu'à 50 kilog. et 10 kr. en sus par 12 kilog. au delà de ce poids.

4° Service de nuit (9 heures du soir à 6 heures du matin) : augmentation de 50 0/0 sur les prix précédents.

L'institut est responsable jusqu'à concurrence de 25 florins.

5. *Agence des voyages.* — L'agence (*Reise-Bureau*) a ses bureaux à l'hôtel de Savoie (*Alte Wiese*); succursale au *blaues Schiff* (près du Théâtre).

Elle délivre des billets de chemins de fer pour toutes les directions; un dépôt de bagages y est annexé (ouvert de 7 heures du matin à 6 h. 1/2 du soir). Taxe : 70 kr. par 50 kilog. En annexe également un bureau de douanes bavarois pour les bagages.

6. *Interprète.* — Ce poste est occupé actuellement par M. Louis Kohn qui se trouve tous les jours à la gare, de 3 à 6 heures de relevée.

7. *Églises et cimetières.* — *Églises catholiques* : l'église de la Madeleine, près du Sprudel, sur la rive droite du Tepl (les heures des offices sont placardées à l'entrée principale) et l'église Saint-André (*Andreaskirche*) à l'extrémité de la rue du même nom (*Andreasgasse*), où les offices ne se célèbrent pas régulièrement. A la Madeleine, messes tous les jours à 7, à 9 et à 10 heures; dimanches et fêtes, grand'messe à 9 heures (prône) et bénédiction à 3 heures. A mentionner encore la chapelle Sainte-Marie (*Marienkapelle*) de style gothique et de construction récente, derrière l'Alte Wiese, à la lisière de la forêt.

L'*église évangélique* (et le presbytère) se trouve au bout de la rue de Marienbad (service divin à 11 heures les dimanches et les jours fériés).

L'*église russe*, fort belle et fort richement ornée, se trouve dans le West-End; elle ne sera ouverte aux fidèles qu'au printemps de cette année.

L'*église anglicane* s'élève au haut du Schlossberg, en face de l'*Hôtel Bristol* et de la *Königs-Villa* (office à 4 heures de relevée les dimanches et les jours fériés).

Les *Israélites* ont la synagogue (style romano-mauresque) située rue du Parc (*Parkstrasse*) et un temple tout primitif (*Bellevue-Strasse*), ce dernier pour les fidèles du rite strictement orthodoxe (Polonais). A la synagogue, service le matin à 7 heures et le soir à 8 heures tous les jours. Le sabbat et les jours fériés, service divin à 7 heures du matin, thora à 10 heures, service à 3 heures. Un sabbat sur deux et aux fêtes, sermon après la thora.

Cimetières. — Depuis la désaffection en 1865 de l'ancien cimetière (situé près de l'église Saint-André), les inhumations se font aux nouveaux cimetières derrière le Dreikreuzberg, en plein bois, qui comprennent un cimetière catholique, un cimetière protestant et un cimetière israélite. Pour s'y rendre, il faut suivre la rue Saint-André, traverser la rue de Prague

(*Pragerstrasse*) et prendre la rue du cimetière (*Friedhof-strasse*).

Ces cimetières sont dans un parfait état d'entretien et renferment nombre de monuments remarquables.

8. *Promenades.* — Le cercle de hauteurs boisées qui entourent Karlsbad est sillonné en tous sens par des promenades dont le développement total peut être évalué à une

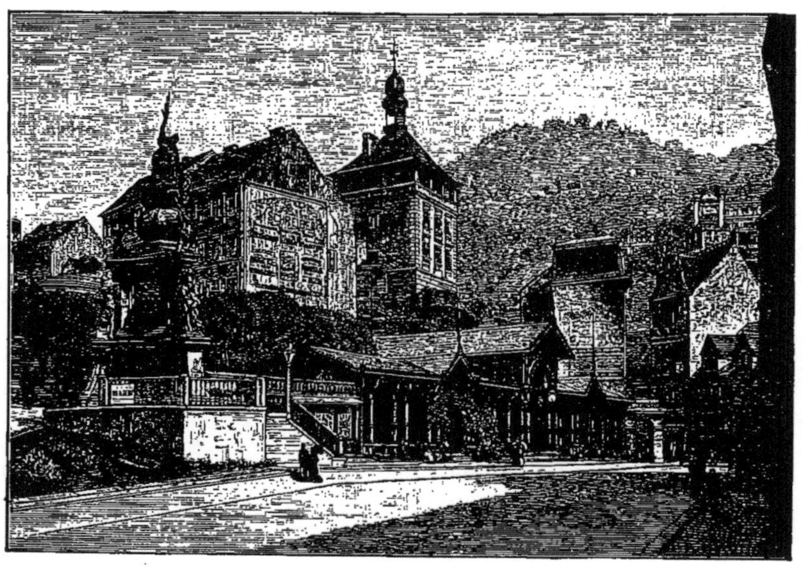

PLACE DU MARCHÉ

centaine de kilomètres. Ces voies, en partie carrossables, sont soigneusement entretenues, sablées, garnies de plus de mille bancs, bordées de huit cents plaques indicatrices qui ne laissent au promeneur aucune possibilité de s'égarer. Nous rappelons encore les quarante surveillants qui sont spécialement chargés de ces promenades et les nombreux restaurants éparpillés dans la forêt.

Enfin il est à noter que pour les promenades suivantes la place du Marché est toujours considérée comme point de départ.

1° Posthof, Freundschaftssaal, Kaiserpark et Pirkenhammer (Manufacture de porcelaine) (5 kilom. 800).

En partant du Marché, se diriger au sud, traverser l'*Alte Wiese* pour gagner la place de Goethe et l'établissement Pupp et laisser à gauche le monument Goethe. La large voie qui remonte la vallée sur la rive gauche du Tepl est le *Gravier* (*Kiesweg*) qui passe devant Sans-Souci et débouche, près du pont Charles (*Karlsbrücke*), sur la route de Pirkenhammer. La promenade du Posthof commence en cet endroit; on atteint vite ce café (tir). En continuant par l'allée qui se trouve entre la route et la rivière on atteint la *Freundschaftssaal* où il faut alors reprendre la route. Vient ensuite le café du *Kaiserpark* et, 2 kilomètres plus loin, Pirkenhammer, appelé également Kurzweghammer, village industriel, situé sur le Tepl et la Lammitz (ébénisterie, serrurerie). A l'extrémité du village, manufacture de porcelaine de MM. Fischer et Mieg, l'une des plus importantes de la région. Un guide est à la disposition des étrangers qui veulent visiter les ateliers et la belle collection des modèles. Dans le village, bons restaurants; au centre, monument élevé à la mémoire du poète patriote Körner. Près de la manufacture la Mecsery-Höhe (620 m.), montagne du sommet (kiosque) de laquelle on jouit d'une vue magnifique. A Pirkenhammer, maison où Pierre-le-Grand forgea un fer à cheval en 1711 (plaque commémorative).

On peut également se rendre à Pirkenhammer par le *Schwindelweg*, chemin excellent à mi-flanc de la montagne, sur la rive droite du Tepl. (Pour les omnibus, voir page 87.)

2° Hirschensprung (1 kilom. 400).

Si la promenade précédente n'offre aucun accident de terrain, le chemin du Saut du Cerf (*Hirschensprung*) est au contraire l'une des promenades les plus abruptes. On peut atteindre le Saut du Cerf de différents côtés; le chemin le plus court, mais (aussi) le plus escarpé est celui-ci : place du Marché, source du Château (Schlossbrunn), Hirschensprunggasse jusqu'à *Zufriedenheit*, tourner à droite et suivre le sentier sinueux jusqu'à la première bifurcation où on prend à droite, gravir l'escalier de bois qu'on trouvera plus loin à gauche et suivre le chemin. De cette façon on arrivera d'abord au Chamois qui se dresse sur une pointe de rocher, puis au kiosque Mayer et enfin à la croix qui est le point culminant.

L'itinéraire suivant n'est guère plus long et est plus commode : place du Marché, Schlossberg jusqu'à la *Jägersaalstrasse* que l'on prend, passer devant *Himmel auf Erden* (le ciel sur la terre, chemin à gauche) et prendre le chemin qui monte à droite. A l'endroit où celui-ci se sépare en trois, prendre le sentier du milieu qui mène directement à la croix. Le chemin de gauche aboutit au café du Saut du Cerf (panorama de l'Erzgebirge).

Suivant la légende un cerf serré de près par l'empereur Charles IV aurait sauté de ce point dans la vallée.

3º Zum Bild et l'Aberge (4 kilom. 500).

Deux itinéraires pour cette promenade de la Vierge (*das Bild*) :

Place du Marché, le Schlossberg, la Jägersaalstrasse jusqu'au Jägerhaus, tourner à gauche, passer devant la pyramide de Findlater, prendre à droite à la première bifurcation, puis à gauche à la suivante et suivre le chemin jusqu'à la *Katharinaplatz*. Derrière cette place le chemin entre sous la futaie où l'on ne tarde pas à trouver un refuge (croisement). Le chemin de gauche mène au *Belvédère*, à droite un sentier ramène au Jägerhaus. Poursuivre tout droit et atteindre une nouvelle bifurcation : le chemin de gauche aboutit à la Chaire (*Predigtstuhl*) d'où l'on jouit d'une très belle vue sur la vallée du Tepl. En maintenant la direction prise on est promptement à la Vierge.

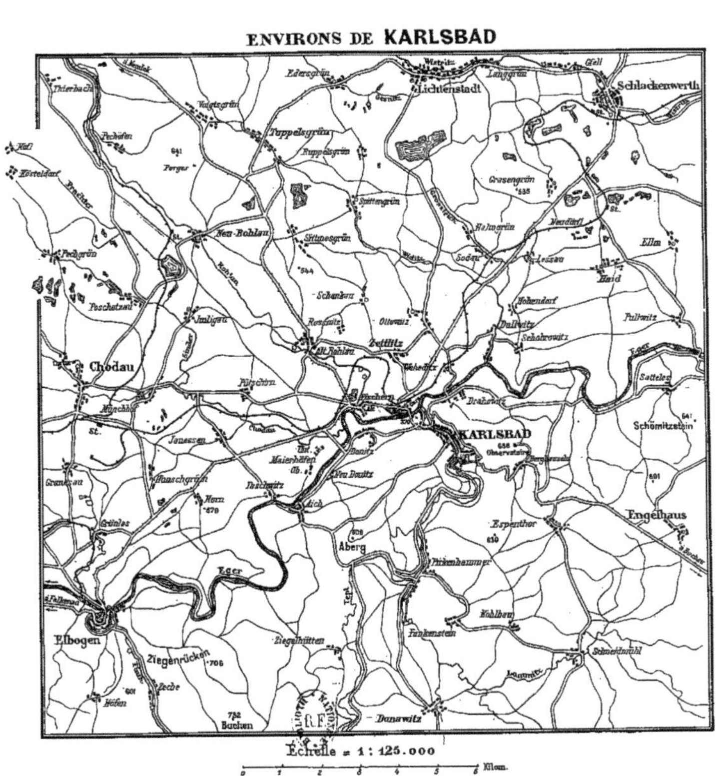

ENVIRONS DE KARLSBAD
Schlackenwerth
Lichtenstadt
Langgrün
Gfell
Ederngrün
Wistritz
Thierbach
Vogtsgrün
Tuppelsgrün
Ruppelsgrün
Pichölas
Hösl
Perges
Grasengrün
Hörteldorf
Spittengrün
Neudörfl
Neu-Bohlau
Schmeggrün
Sittnesgrün
Hahngrün
Ellen
Pechgrün
Wotitz
Sodau
Lessau
Haid
Schankau
Hohendorf
Peschatzau
Jmligau
Rossnitz
Ottewitz
Dallwitz
Pullwitz
Schahrowitz
Zettlitz
Satteles
Chodau
Pilgschin
Weheditz
Schömitzstein
Münchh.
Pucherg.
Drahowitz
St.
Obora
KARLSBAD
Observatoirs
Janessen
Th.
Maierhöfen
Ob.
Donitz
Schöfnschgrün
Taschwitz
Neu Donitz
Engelhaus
Horn
Grünlas
Aich
Espenther
Eger
Aberg
Fischenhammer
Falkenau
Möhlhau
Elbogen
Ziegelhütten
Funkenstein
Schmelzmühl
Ziegenrücken
Seibe
Höfen
Danawitz
Buchen
R.F.
Échelle = 1 : 125.000
0   1   2   3   4   5   6   Kilom.

2° itinéraire. Le même que le précédent jusqu'au Jägerhaus (c'est-à-dire Schlossberg, Jägersaalstrasse) et prendre la chaussée à droite (ou le chemin qui est un peu plus bas à droite). La promenade qui se détache ensuite à gauche mène au *Russelsitz.* Suivre la route jusqu'à une place située sur un plateau (*Holzplatz*). Jolie loge de garde. (De la Holzplatz on peut se rendre par les nombreuses voies qui y débouchent à Donitz, à Aich, à Hans Heiling, à Sanct-Leonhardt.) Traverser la place dans toute sa longueur, jusqu'à la loge, prendre la route de gauche qui passe par l'*Echo* (bifurcation). Le chemin de droite est celui de Sanct-Leonhardt et celui de gauche, qui monte légèrement, celui de la Vierge. Ce dernier point doit son nom (*das Bild*) à une image de la Vierge qui se dresse sur un socle près d'un refuge.

A la Vierge aboutissent de nombreux chemins : celui qui descend à gauche en face du refuge est celui du Prince Taxis (*Prinz-Taxis-Weg*) et celui de droite l'*Esterhazy-Weg*, conduisant tous les deux à Hammer ; le troisième est la continuation de celui qu'on a suivi jusqu'alors ; il se dirige vers le sommet de l'*Aberg* que l'on peut atteindre maintenant en une demi-heure. L'Aberg a 612 mètres de hauteur ; il domine le Sprudel de 232 mètres ; c'est le plus élevé des environs de Karlsbad. Au sommet de l'Aberg, bon petit restaurant et tour en pierre (20 mètres). Vue splendide ; par un temps clair il est facile de distinguer les villages de Donawitz, de Trossau et de Lemgruben dans la vallée du Tepl ; au sud-ouest le Krudum (835 mètres) et à l'ouest la chapelle de *Maria-Kulm* (pèlerinage). Dans le nord, la vallée de l'Eger et plus loin l'Erzgebirge et ses nombreux villages (parmi lesquels Chodau et Rohlau, belles manufactures de porcelaine). A l'est, au premier plan, le Dreikreuzberg, l'Ottoshöhe et la Stephanie-Warte, puis à l'arrière-plan la chaîne basaltique de Duppau.

Dans le cas où l'on ne voudrait pas reprendre cet itinéraire au retour, il suffirait de descendre la promenade qui part

7

de la tour vers l'ouest pour gagner Sanct-Leonhardt en dix minutes.

4° Sanct-Leonhardt et Kaiserin-Elisabeth-Weg (8 kilomètres 400).

Même itinéraire que le deuxième de la promenade précédente (page 97) jusqu'à l'Echo où on laisse à gauche le chemin de la Vierge et de l'Aberg. Le chemin de droite est celui de Sanct-Leonhardt. Belle prairie en plein bois, sur le côté droit de la route, au bout de quelques instants, quelques centaines de pas plus loin, chapelle Sanct-Leonhardt (due à lord Russel, ancien ambassadeur d'Angleterre à Berlin); derrière la chapelle, sous bois, murs en ruine qui sont probablement les derniers vestiges du village de Thiergarten. A la chapelle, bifurcation, mais les deux chemins mènent tous les deux en cinq minutes à Sanct-Leonhardt, restaurant-brasserie situé dans une clairière.

Pour le retour il est loisible de reprendre cet itinéraire ou de rentrer en ville par la promenade de l'impératrice Elisabeth (*Kaiserin-Elisabeth-Weg*). Ce chemin se détache du chemin de l'Aberg tout près de Sanct-Leonhardt sur la droite, et monte vers Pirkenhammer par le flanc méridional de l'Aberg. C'est une marche d'environ 5 kilomètres dans une fort belle région avec de jolies échappées sur la vallée du Tepl, le chemin est bordé de solides garde-fous; ce trajet peut se faire en voiture dans le sens de Sanct-Leonhardt à Pirkenhammer. Le chemin rejoint la route de Pirkenhammer au-dessus du *Kaiserpark*.

Vers le premier tiers du *Kaiserin-Elisabeth-Weg* on peut encore prendre un chemin qui monte à gauche (refuge plus haut) et débouche sur la promenade de la Vierge, entre le *Bild* et l'Aberg. On peut suivre jusqu'à la rencontre de l'Esterhazy-Weg que l'on remontera à gauche : en vingt minutes on sera à la Vierge.

5° **Freundschaftshöhe et Belvedere** (2 kilom. 300).

Cette promenade sans être fatigante compte parmi les plus accidentées. A la pyramide de Findlater (page 96) prendre le chemin qui monte à droite; dix minutes suffisent pour atteindre le sommet (belle vue sur la ville). Pour aller de là au Belvédère descendre dans la direction du sud où l'on retombera au bout de deux cents pas sur la grande promenade et suivre celle-ci pendant quelques minutes pour arriver à la Katharina platz (page 96). Prendre ensuite le chemin de la Vierge jusqu'à la première bifurcation (refuge), puis le chemin montant à gauche en face du refuge ; en cinq minutes on sera alors au Belvédère (561 mètres) d'où l'on jouit d'une très belle vue (vallée du Tepl et ruines du château d'Engelhaus). Du Belvédère on descend par une pente très rapide dans la vallée du Tepl; en un quart d'heure le chemin des Flâneurs (*Faulenzerweg*) est atteint; on le suit jusqu'à la chapelle de l'*Ecce Homo* d'où l'on peut regagner la ville par l'un des nombreux chemins y aboutissant.

6° **Dreikreuzberg, Ottoshöhe** (2 kilom. 400).

1ᵉʳ itinéraire : place du Marché, pont du Sprudel, l'église, la Stephanspromenade et le jardin de la ville (*Stadtgarten*), traverser la rue de Prague, monter à gauche par la promenade jusqu'au Hubertusburg où l'on prendra à droite près du kiosque (belle vue sur la ville), pour tourner ensuite à gauche à la première bifurcation : en cinq minutes on arrive de là au restaurant du *Dreikreuzberg* (montagne des Trois-Croix).

2ᵉ itinéraire : place du Marché, Sprudelgasse, Andreasgasse jusqu'à la Pragerstrasse que l'on traverse pour monter jusqu'au café Rudolfshöhe par le chemin prenant à droite de la rue du Cimetière (*Friedhofstrasse*). Devant le café prendre à droite et, en appuyant toujours à droite, on arrive au Dreikreuzberg. Près du restaurant, sur une saillie, chambre obscure. Au-dessus du restaurant, à cinq minutes, place sur laquelle se dressent trois croix qui ont donné le nom à la montagne; de cette place, belle vue sur les hauts quartiers de la ville. Le chemin en se dirigeant vers le sud-est atteint en un petit quart d'heure l'*Ottoshöhe* (colline d'Othon) baptisée ainsi en souvenir du séjour en 1852 et en 1854 du roi Othon, de Grèce, à Karlsbad. Colonne commémorative cannelée et surmontée d'une boule et d'une étoile dorée. Une percée ménagée à travers bois permet de voir distinctement les monts de Duppau.

En redescendant dans la direction du sud on rejoint la grande promenade (*Hauptpromenade*), une demi-heure de marche pour rentrer en ville.

7.° Stephanie-Warte,

La Stéphanie-Warte (ainsi nommée en l'honneur de l'archi-duchesse d'Autriche Stéphanie, veuve du prince Rodolphe) est l'un des buts de promenade préférés des baigneurs; aussi l'administration a-t-elle fait construire tout dernièrement une route carrossable qui y donne accès de deux côtés.

*1*er *itinéraire* (2 kilom. 900) : de la place du Marché à l'*Hubertusburg* (voir page 99) monter à droite par la grande promenade jusqu'à un champ qui se trouve en pleine forêt; en cet endroit le chemin bifurque, mais les deux mènent à Ste-phanie-Warte (celui de gauche est plus ombragé).

*2*e *itinéraire* (4 kilom. 200) : un peu plus long, mais plus agréable parce que le chemin est presque toujours sous bois. Monter jusqu'à Rudolphshöhe (6e promenade, 2e itiné-raire, page 99) et derrière le restaurant prendre à gauche le *Franz-Thun-Weg* et arriver en une demi-heure de marche à travers bois à une bifurcation où une plaque indicatrice porte (à gauche) « *Zur Stephanie-Warte über die Aussicht* ». A cause des échappées sur la vallée de la Soos, ce chemin est pré-férable à celui de droite qui aboutit également à la Stephanie-Warte.

Du kiosque Thun (*Thun-Gloriett*) on jouit déjà d'une très

belle vue, beaucoup moins belle cependant que celle de l'observatoire (*Warte*) même. Celui-ci se compose d'une tour fort

élégante (40 mètres) dans le rez-de-chaussée de laquelle est installé un restaurant. Panorama splendide du haut de la plateforme (185 marches); un tableau indique avec les distances en kilomètres, les noms des localités, des montagnes, etc., visibles de cette hauteur.

Pour se rendre en voiture à la Stephanie-Warte, prendre la *Pragerstrasse* jusqu'à *Berghäuser* ou gagner la route de

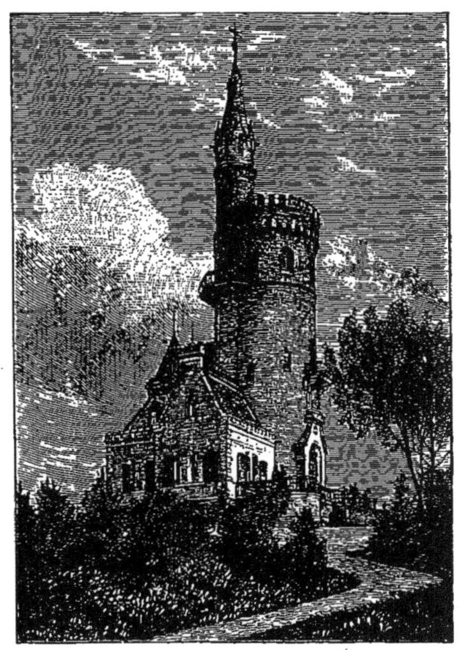

TOUR STÉPHANIE

Drahowitz par le quai Élisabeth; puis suivre la Sauerbrunnstrasse jusqu'à la Soosthalstrasse et monter celle-ci jusqu'à la route neuve de la Stephanie-Warte. Ce dernier itinéraire est le plus agréable. (Pour les excursions par omnibus, voir page 87)

8º **Plobenweg et Veitsberg** (4 kilom. 800).

Promenade très agréable au milieu de bois aux essences les plus variées.

1ᵉʳ itinéraire : gagner le Posthof par l'établissement Pupp, traverser le Tepl au-dessus du Posthof sur le pont du Ploben, à l'extrémité duquel se trouve la *Holzlagerplatz*. (Le promeneur qui a déjeuné au *Park Schönbrunn* ou au *Schweizerhof*

peut gagner cette place par la traverse *(Schwindelweg).* — Au bout de la place, trois chemins : celui de gauche ramène à Karlsbad, celui de droite conduit à Pirkenhammer et celui du milieu — qu'il faut prendre — donne accès au haut Plobenweg. Le gravir et prendre à gauche quand, à mi-flanc, on rencontrera une bifurcation. En une demi-heure on peut atteindre le point culminant du haut Plobenweg; le chemin du Veitsberg prend à droite à l'endroit où le haut Plobenweg commence à descendre.

2e itinéraire : place du Marché, le pont du Sprudel, la Pragergasse (ou la Schulgasse), puis (tourner à droite) la Panoramastrasse jusqu'à l'auberge de l'Aigle Impérial *(Reichsadler)* et prendre le deuxième chemin de droite qui longe les murs de la ville, jusqu'au *Kohlloch* (loge de garde). Passer devant la loge, suivre le chemin qui s'infléchit à droite jusqu'à la forêt (beaux bouquets de hêtres); suivre tout droit (les chemins qui se détachent à droite descendent dans la vallée) et en une vingtaine de minutes on atteint le chemin du Veitsberg.

Le Veitsberg est en dehors du territoire de Karlsbad; il est surmonté d'une tour primitive en bois (près de la tour, petit restaurant). Une carrière de basalte s'y trouve également.

Si l'on ne veut pas revenir sur ses pas pour rentrer en ville, on gagne *Krachhäuser* par des chemins de terre et la *Kunststrasse.*

9° **Aich et Hans Heiling** (9 kilom. 300).

Cette promenade peut se faire à pied ou en voiture (pour les omnibus, voir page 87).

Place du Marché, Schlossberg, Holzplatz (3e promenade, 2e itinéraire), prendre à la loge le chemin de gauche et suivre toujours tout droit pendant 3 kilom. 1/2 jusqu'à la sortie du bois d'où l'on découvrira Aich à peu de distance (restaurant dans le château, au-dessus de l'Eger). Remonter tout le village à l'extrémité et à droite bon chemin de terre qui se dirige vers la forêt et ensuite descend jusqu'à l'Eger. Remonter la rive droite de la rivière et en vingt minutes on est à Hans Heiling (restaurant).

On désigne sous le nom de Hans Heiling un groupe de rochers (sur la rive gauche, en face du restaurant) aux formes bizarres (50 mètres de hauteur maximum) qui, si l'on en croit la légende, ne représenterait pas moins que tout un cortège nuptial; avec beaucoup de bonne volonté on peut distinguer les époux, les invités, les musiciens. Dans le fond, montagnes couvertes de hautes futaies. Moyennant 40 kreuzers on peut revenir vers Aich en barque.

10° **Dallwitz** (3 kilom. 900).

Cette promenade peut se faire également en voiture.

Place du Marché, quai Elisabeth, tourner à droite au-dessous du *Gymnasium*, passer devant les abattoirs et gagner Drahowitz (restaurant *Drahomira*, concerts pendant la belle saison). Traverser l'Eger sur le pont récemment construit (1 kreuzer de péage par piéton), suivre la route ou (ce qui est plus agréable pour les promeneurs) tourner brusquement à gauche au bout du pont, passer sous la première arche et prendre le chemin longeant la rivière jusqu'à Dallwitz. Bon restaurant aux *Trois Chênes* (Drei Eichen); château nouvellement reconstruit et grande manufacture de porcelaine. Ce que l'on va voir surtout à Dallwitz ce sont les chênes chantés par le poète Körner (le plus gros a 9^{m}40 de circonférence).

Pour les omnibus, voir page 87.

11° **Giesshübl-Sauerbrunn.**

Promenade absolument ravissante que bien peu de baigneurs manquent de faire, si court que soit leur séjour à Karlsbad. De très bons marcheurs seuls feront bien de l'entreprendre à pied; les autres auront recours aux voitures ou aux omnibus (voir page 87); on peut également se rendre à Giesshübl par chemin de fer, mais ce trajet est peu commode et demande beaucoup de temps car il ne se fait pas directement.

Même itinéraire que la promenade précédente jusqu'à Drahowitz que l'on passe en se maintenant toujours sur la rive droite de l'Eger ; la route prend ensuite à travers la campagne pour pénétrer en forêt. Un peu avant le village de *Satteles* elle tourne à gauche, reprend le bord de la rivière jusqu'au village d'*Eichenhof* et arrive enfin à *Giesshübl-Sauerbrunn* (de l'entrée d'Eichenhof belle vue sur le *Schömitzstein* dont la forme baroque se dresse au-dessus de la forêt). Giesshübl-Sauerbrunn est une station balnéaire bien connue et fort bien installée possédant casino, bains, restaurants, etc. Les environs sont bien boisés et sillonnés de belles promenades. A signaler comme curiosités la haute muraille basaltique dite *Zwerglöcher* (Trous aux Nains).

L'itinéraire peut être modifié de la façon suivante pour les piétons qui désireraient ne pas suivre constamment la route : se rendre à Engelhaus par les *Berghäuser* (voir page 101) ; à l'entrée de ce village, prendre le chemin de gauche, près de la statue de Saint-Jean qui se trouve au bord de la route ; en le suivant on passe devant la loge d'Espenthor pour arriver au Schömitzstein. De là on descend à Schamitz, à Eichenhof et à Giesshübl-Sauerbrunn.

12° Engelhaus.

Place du Marché, Pragergasse, *Berghäuser* et suivre la route pendant quarante-cinq minutes pour avoir devant soi la petite ville d'Engelhaus située à cinq minutes de la route impériale. Derrière la ville, au sommet d'un majestueux rocher de phonolite, les ruines du burg d'Engelhaus (pour visiter les ruines, se munir d'un manteau ou d'un plaid car l'air y est fort vif).

Cette excursion peut comprendre facilement aussi une visite au *Schömitzstein* et au *Hermannstein*. Dans un creux au-dessous du rocher, blockhaus où l'on peut se procurer du café et du lait.

13° Joachimsthal et le Keilberg.

Quand on ne veut pas faire cette excursion en voiture ou en omnibus (voir page 87) il faut prendre le train du matin pour Schlackenwerth et de là pour Joachimsthal par le nouvel embranchement qui sera mis incessamment en exploitation, cet itinéraire ne permet pas de jouir de la jolie vallée de la Wistritz. Au-dessus du moulin de Joachimsthal (à l'indicateur) prendre le chemin qui monte en zigzags le Keilberg (belvédère et restaurant au sommet). La vue embrasse, par un temps clair, un immense panorama : en Bohême, les montagnes de Brux-Bilin et de Duppau, Karlsbad, Marienbad, l'Eger, etc., le Milleschauer près de Teplitz, l'Inschkur près de Reichenberg, une partie des monts Géants (Riesengebirge) et le Schneekoppe ; en Saxe : Annaberg et le Pöhlberg, Eibenstock et l'Auerberg, l'Hohenstein près de Chemnitz et le château d'Augustenburg.

Joachimsthal lui-même est une localité fort ancienne dont il est déjà fait mention en 1204. L'industrie minière y a été autrefois fort importante ; maintenant elle n'occupe plus que 250 hommes environ et n'extrait plus que de l'uranium. En revanche d'autres branches y prospèrent : la manufacture de tabacs (1000 personnes dont une centaine d'hommes) et trois manufactures de gants (600 hommes et autant de femmes). On peut visiter les mines et la collection minéralogique du *Montanistischer Verein*.

De Joachimsthal on découvre les ruines intéressantes de *Freudenstein*, château détruit par les Suédois pendant la guerre de Trente ans.

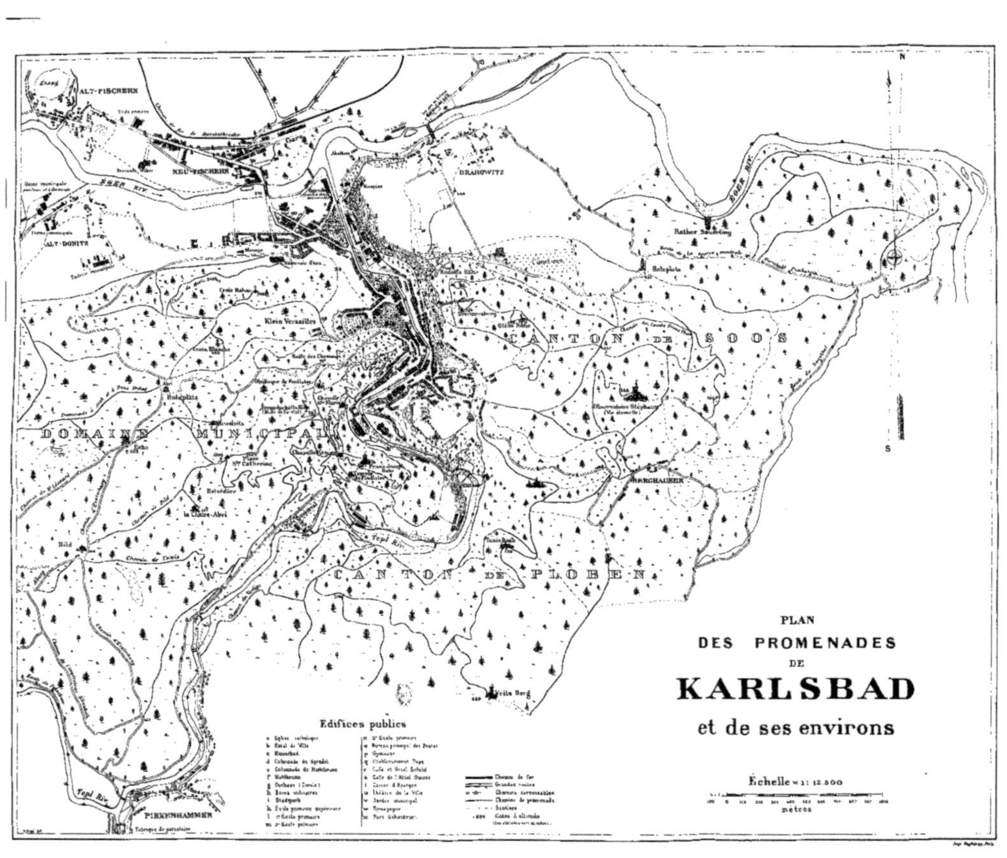

PLAN
DES PROMENADES
DE
KARLSBAD
et de ses environs
Échelle = 1: 12.500
mètres
Edifices publics
Chemin de fer
Grandes routes
Chemins carrossables
Chemins de promenade
Sentiers
Cotes d'altitude
CANTON DE SOOS
CANTON DE PLOBEN
DOMAINE MUNICIPAL
ALT-FISCHERN
NEU-FISCHERN
ALT-DONITZ
DRAHOWITZ
PIRKENHAMMER
Tepl Riv.
Eger Riv.

www.ingramcontent.com/pod-product-compliance
Ingram Content Group UK Ltd.
Pitfield, Milton Keynes, MK11 3LW, UK
UKHW022243120726
13694UKWH00003B/956